Akupunktur

MERIDIANER og PUNKTER

经络腧穴

Sumiko Knudsen

Ph.D
Practitioner, DK

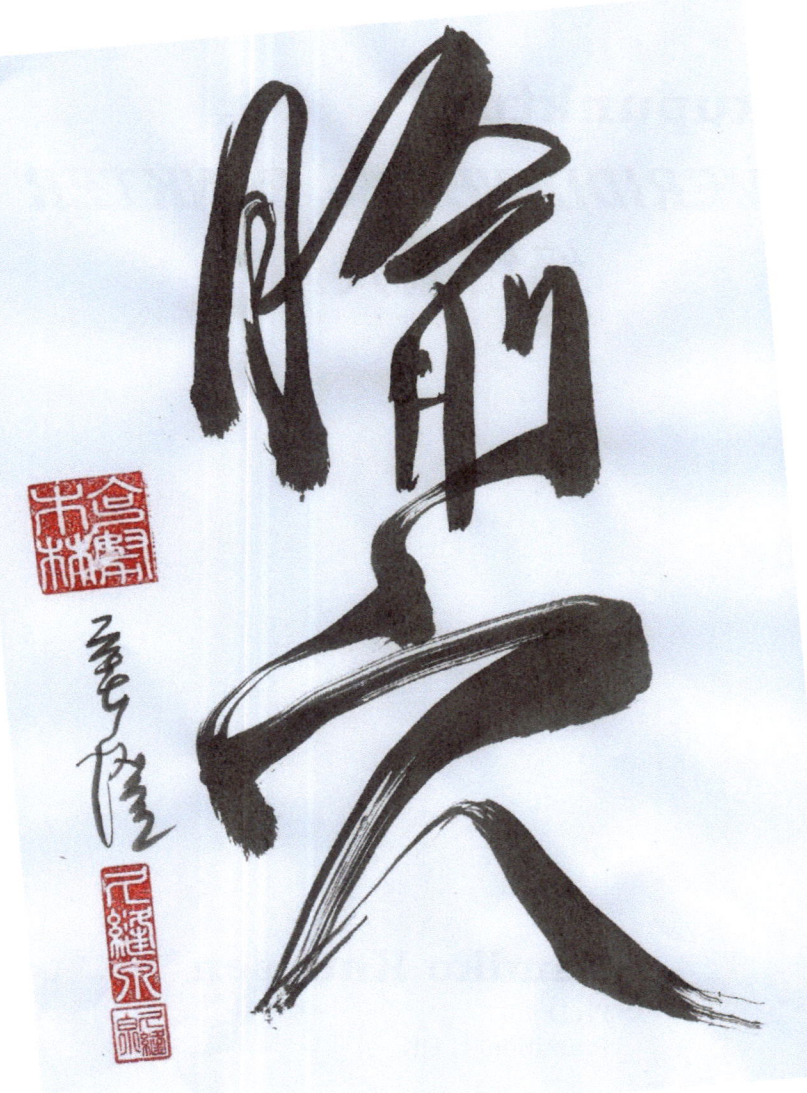

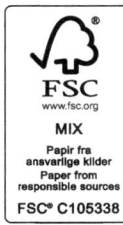

© 2019 – Sumiko Knudsen
Forlag: Books on Demand – København, Danmark
Fremstilling: Books on Demand – Norderstedt, Tyskland
Bogen er fremstillet efter on-Demand-proces

ISBN 978-87-4301-337-2

INDHOLD

INDLEDNING

Akupunkturpunkter er de steder, hvor akupunkturnål anvendes til behandling af sygdomme. Denne placering af Akupunkturpunkter og det terapeutiske resultat er relateret.

Placeringen af Akupunkturpunkter relateret til Qi og blod, der strømmer, og dette energisystem definerede vej fra indre organer og meridianer konvergerer og spredes.

Derfor er placeringen af Akupunkturpunkter er bestemt relateret til fysiologiske funktioner. Stimulering af Akupunkter i meridianer i det berørte område kan være effektivt og stimulere meridianpunkter for hver sygdom til at nærme sig det berørte område. Stimulering gennem Akupunkturpunkter kan korrigere ubalance og blokeringer i strømmen af energi til gendannelse af helbredet.

WHO identificerer i deres standard Akupunkturnomenklatur de 14 vigtigste meridianer, 361 klassiske Akupunkturpunkter, 48 ekstra punkter, 8 ekstra meridianer og Akupunkturlinjer i hovedbunden.

Jeg har besluttet at skrive denne bog på dansk, da der ikke findes nogen bog på dansk endnu og det er rart have denne bog ved siden af undervisning ved Akupunkturskoler eller klinik.

Sumiko Knudsen　克努森澄子

8

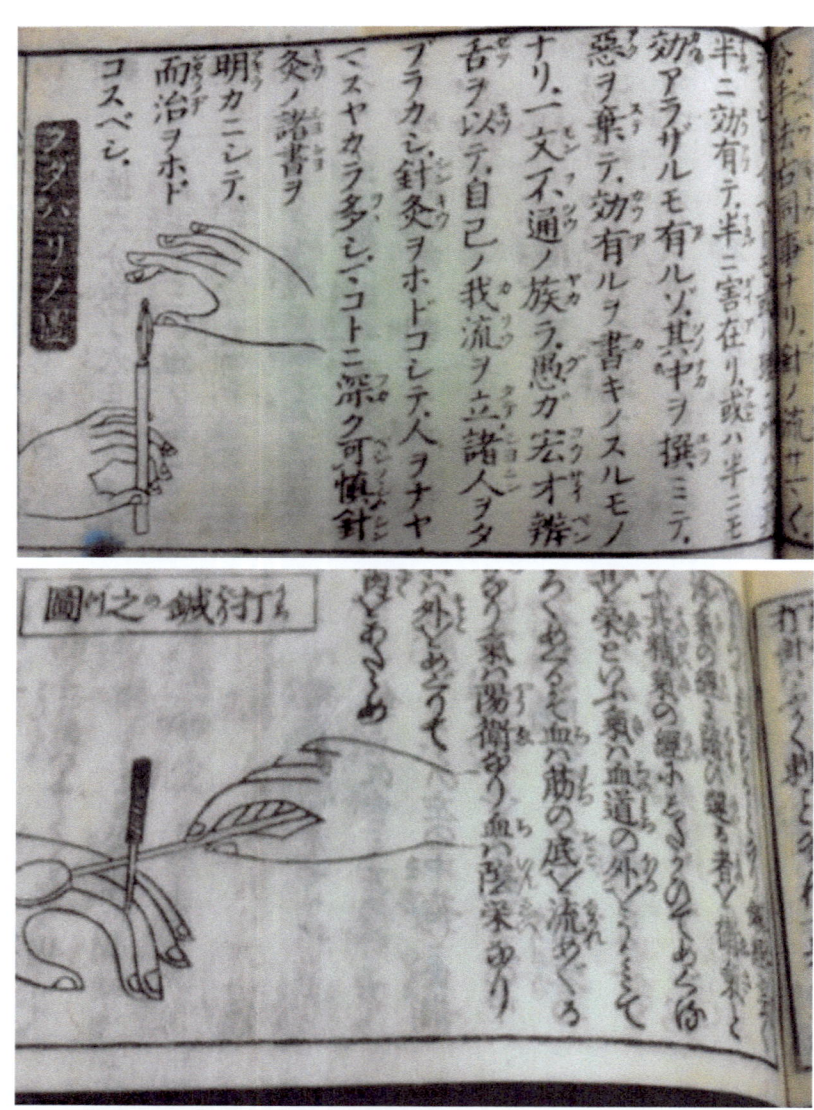

Edo periode omkring 1600

Afsnit 1 Metoder til placering af akupunkturpunkter 腧穴定位的方法

Der er tre metoder til placering af akupunkturpunkter, der bruges i klinikken på nuværende tidspunkt.

1. Anatomiske kendingsmærker 骨度折量定位法

Anatomiske kendingsmærker inkluderer faste kendingsmærker og bevægelige kendingsmærker.

1) Faste kendingsmærker

Faste landemærker, som ikke ville ændres med kropsbevægelse. Det er fem sanseorganer, hår, negle, brystvorte, umbilicus og prominens og depression af knoglerne. De er for eksempel, Eks 1 印堂 (Yintang), Du 25 素髎 (Suliao) og Ren 8 神阙 (Shenque).

2) Bevægelig kendingsmærker

Disse kendingsmærker, ligger kun fast, når kroppens del holder sig i en bestemt position, for eksempel når armen er bøjet og cubital-foldet vises,

LI-11 曲池 (Quchi). SI-3 Hou 后溪 (Houxi), der er lavet af knytnæve, punktet er i slutningen af den distale tværgående fold i håndfladen.

2. Proportionale mål 指寸定位法

Bredden og længden af de forskellige dele af kroppen, er opdelt i et bestemt antal portionsmål. Disse er standard for alle køn, alder og kropsstørrelser for patienter.

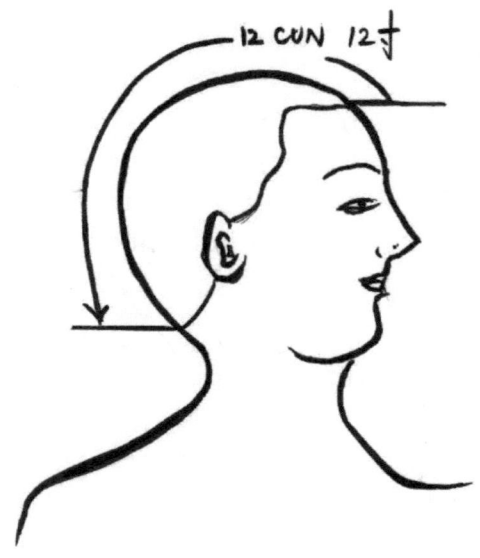

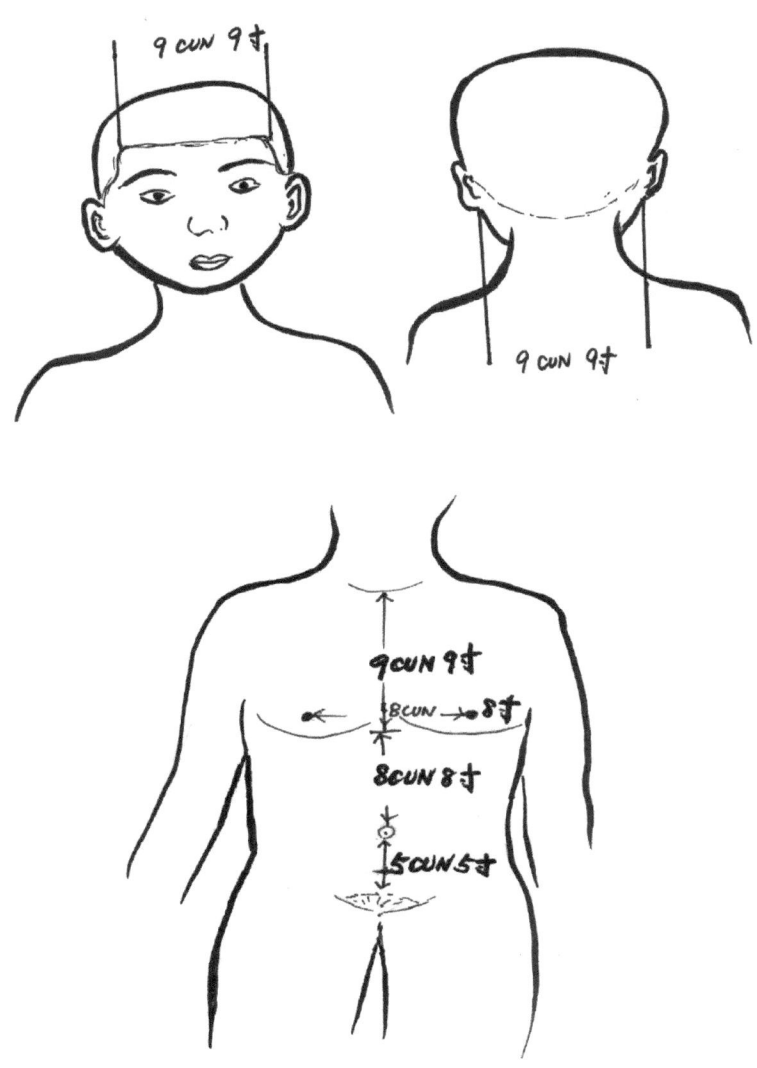

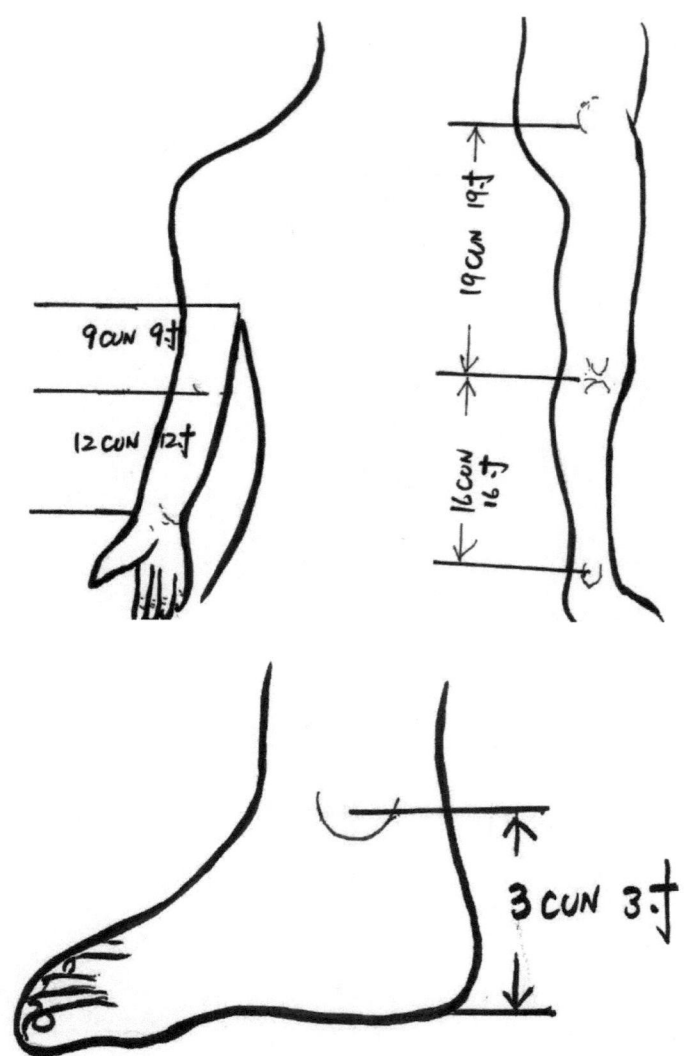

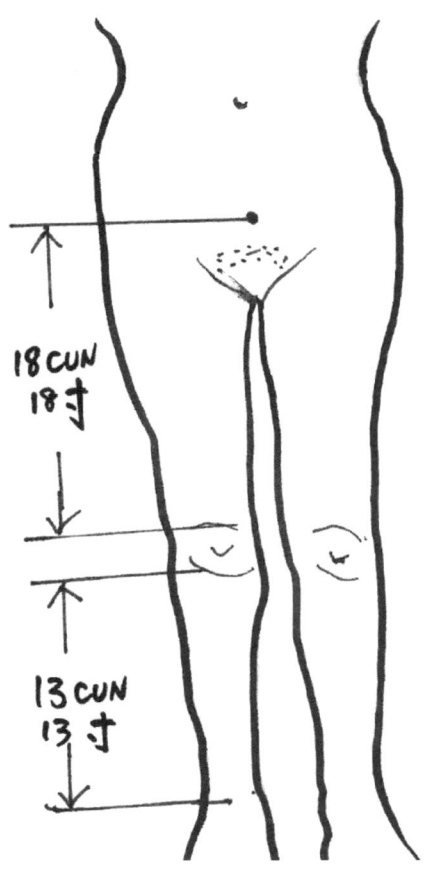

3. Finger Målinger 指寸定位法

1) Tommelfingermåling

Tommelfingerbredden tages som 1 cun.

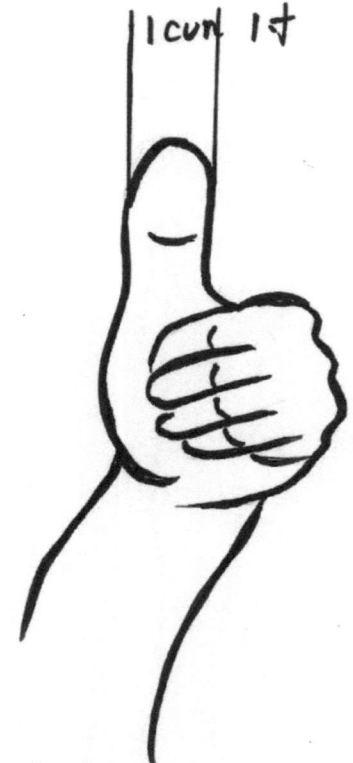

2) måling af fire fingre

Bredden af de fire fingre, pegefinger, langfinger, ringfinger og lillefinger, bruges. Disse fingre skal være tæt sammen med langfingeren og tages som 3 cun.

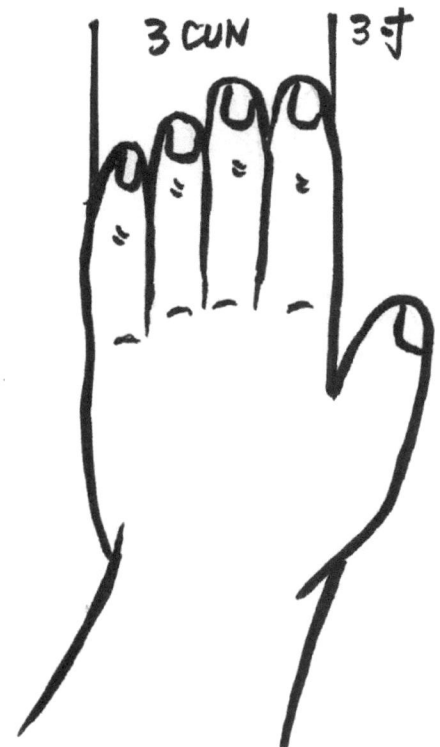

3) Langfingermåling

Langfingeren bøjes, og afstanden mellem to mediale ender af foldet af det interphalangeale led tages som 1 cun.

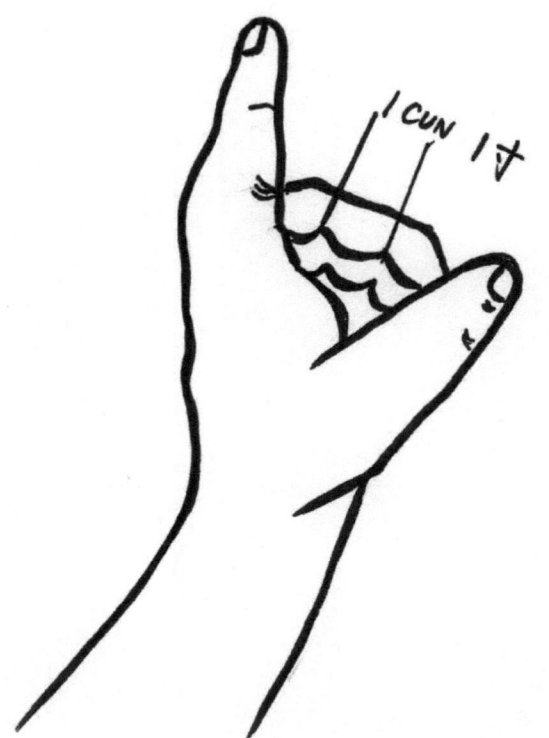

Afsnit 2   Specifikke punkt 特定穴

Specifikke punkter henviser til fjorten meridianer, der grupperes efter egenskaber. De klassificeres i lemmer og hoved og krop.

1. Specifikke punkter på lemmerne

1.1   Fem Shu punkter 五输穴

hver af de tolv hovedmeridianer har fem Shu-punkter, der er Jing-Well, Ying-Spring, Shu-Stream, Jing-River og He-Sea. Derudover er der Nedre He-Sea-punkter.

1.2   Yuan-primære point 原穴

Hver af de tolv hovedmeridianer har et Yuan-Primært punkt, og de tages for at behandle forstyrrelser i Zang-Fu-organerne.

1.3 Luo-forbindelsespunkter 络穴

Hver af de tolv hovedmeridianer har et Luo-forbindelsespunkt, og de bruges til at behandle forstyrrelser i de to udvendige og indvendige kanaler.

1.4   Xi-Cleft point 郄穴

Xi-Cleft punkter, hvor meridians Qi og Blod er dybt konvergeret, bruges til behandling af akutte lidelser.

1.5 Ashi point 啊是穴

Ashi-punkter er smertepunkterne. "Hvor der er et smertefuldt sted, er der et akupunkturpunkt" ifølge den gule kejser.

2 Specifikke punkter på hovedet og kroppen

2.1 Back-Shu point 背俞穴

Back-Shu punkter er specifikke punkter på ryggen, hvor Qi i Zang-Fu-organerne er forbundet.

2.2 Front-Mu punkter 募穴

Front-Mu punkter er på brystet og maven, hvor Qi i Zang-Fu-organerne er forbundet.

Afsnit 3 Placering af punkter på Fjorten meridianer 十四经穴的定位

I. Lungemeridian i hånd-Taiyin
手太阴肺经经穴

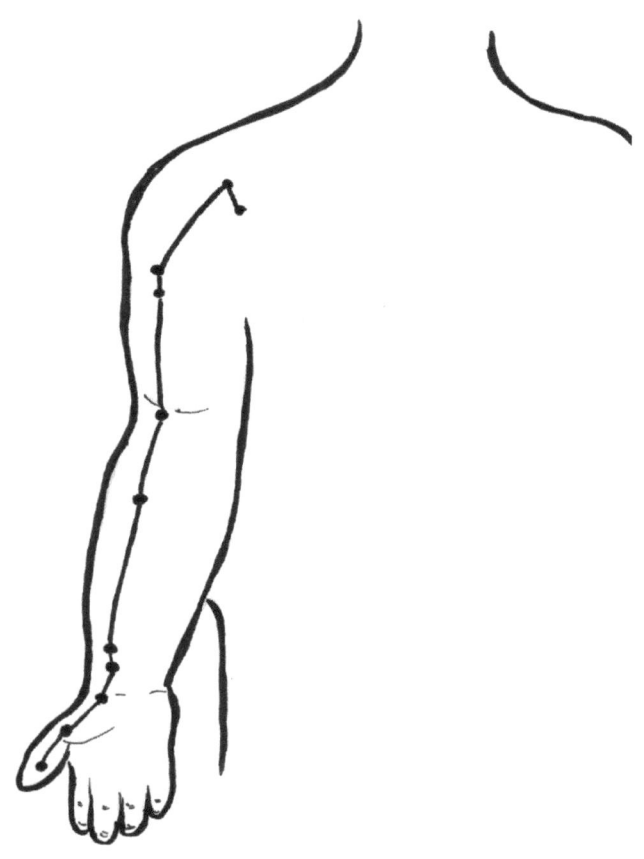

Starter på brystet nær armhulen, og den går kontinuerligt nedad underarmen til slutningen af den mediale side af tommelfingerspidsen. Den indeholder 11 forskellige akupunkter.

LU-1 (Zhongfu 中府)

- Front-Mu punkt.
- På det laterale aspekt af brystet i det første mellemrum mellem ribbenene, 1 cun direkte under LU-2, 6 cun til siden for den forreste midtlinje.

LU-2 (Yunmen 云门)

- På brystets antero-laterale aspekt er der en fordybning i form af trekant i den nederste side af kravebenet, 6 cun til siden for midtlinjen.

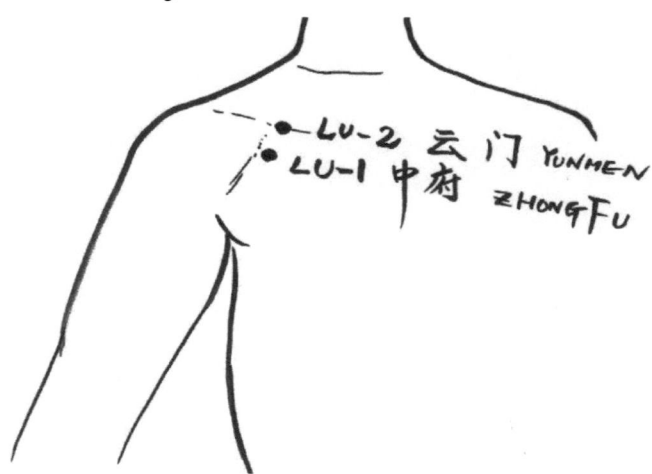

LU-3 (Tianfu 天府)

- På det mediale aspekt af overarmen, 3 cun under enden af den axilla fold, den radiale side af biceps brachii.

  Når du løfter armen fremad, skal du røre ved den radiale side af biceps brachii med næsespidsen.

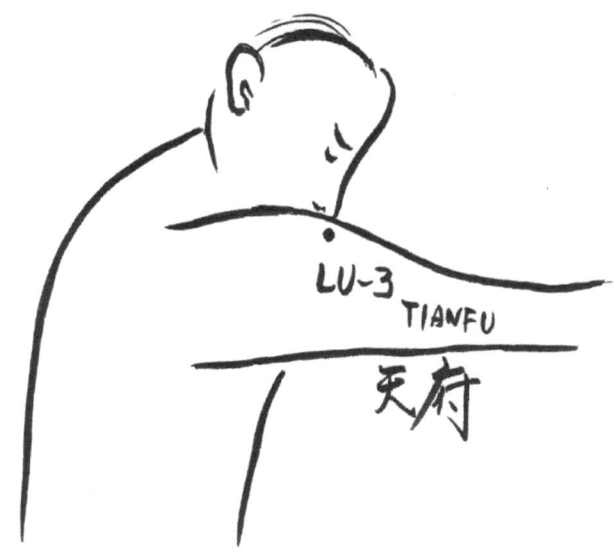

LU-4 (Xiabai 侠白)

- Når armen er bøjet, er den placeret 1 cun under LU-3.

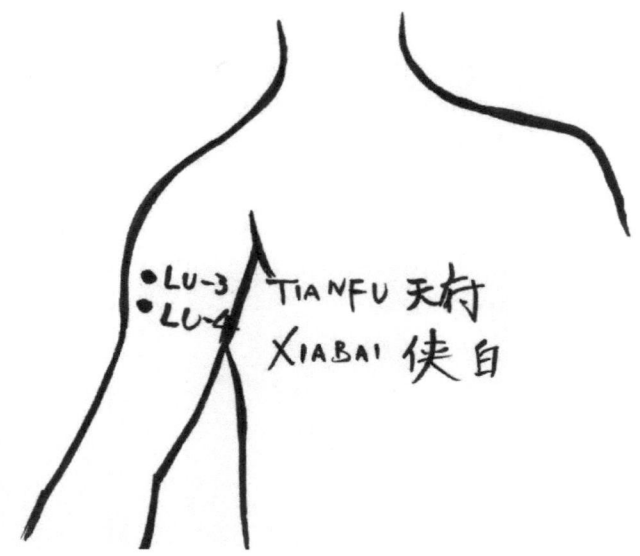

LU-5 (Chize 尺泽)

- He-Sea punkt.
- På den tværgående fossa cubitalis fold, i fordybningen ved den radiale side af senen til biceps brachii.

LU-6 (Kongzui 孔最)

- Xi-Cleft punkt.

- På radius mediale kant langs linjeforbindelsen LU-5, 5 cun nedenfor. 7 cun over LU-9.

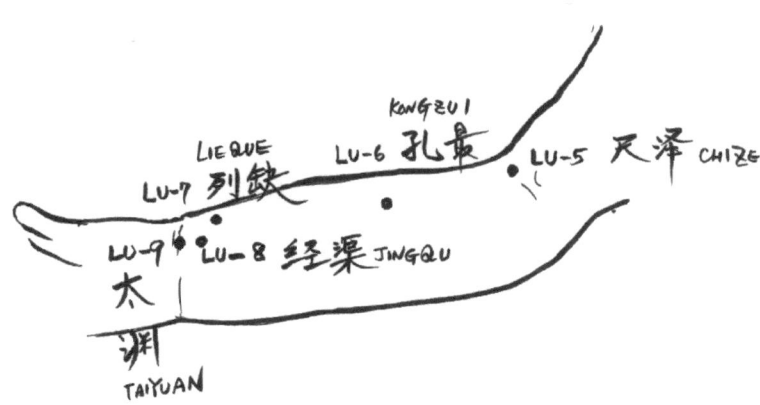

LU-7 (Lieque 列缺)

- Luo-forbindelsespunkt
- På det radiale aspekt af underarmen 1,5 cun over den tværgående fold på håndleddet mellem to sener.

Når pegefingrene og tommelfingrene på begge hænder krydses med den anden hånd, er LU-7 lige under spidsen af pegefingeren.

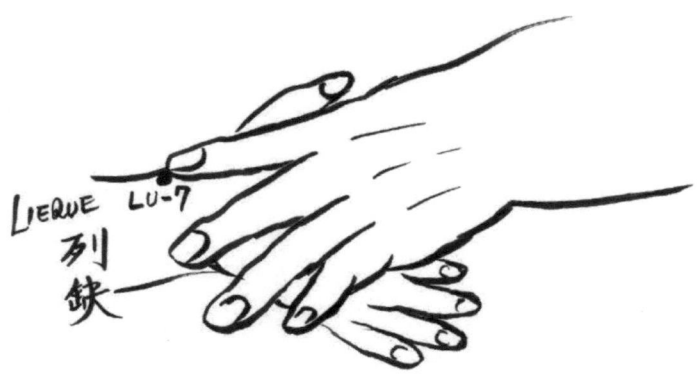

LU-8 (Jingqu 经渠)

- 1 cun over den tværgående fold på håndleddet i fordybningen på lateral side af den radiale arterie.

LU-9 (Taiyuan 太渊)

- Yuan-Source punkt
- Ved den radiale ende af tværgående fold på håndleddet i fordybningen på den radiale side af radialarterien.

LU-10 (Yuji 鱼际)

- Ved det radiale aspekt af midtpunktet for den første metacarpale knogle på krydset mellem den røde og hvide hud.

LU-11 (Shaoshang 少商)

- På den radiale side af tommelfingeren, 0,1 cun fra neglens hjørne.

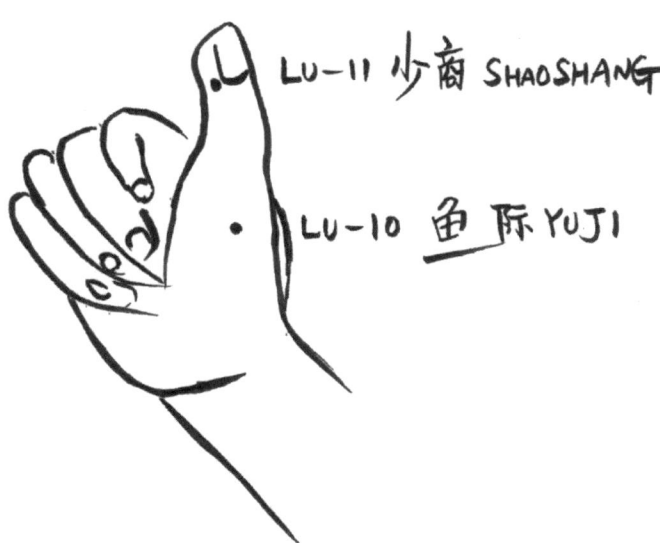

II. Tyktarmmeridian i Hånd-Yangming

手阳明大肠经经穴

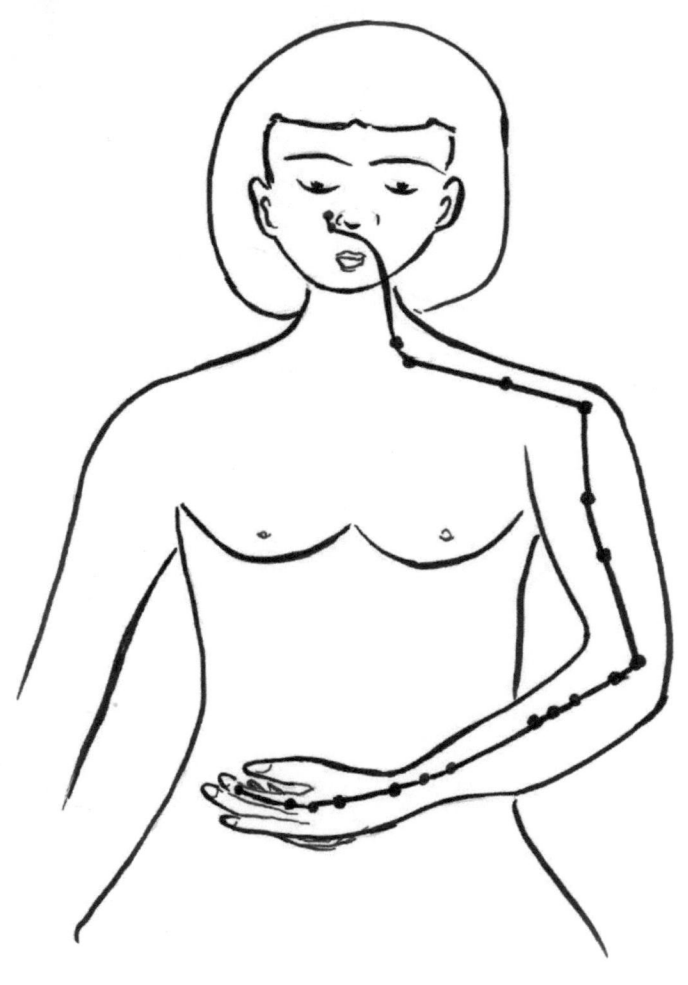

Starter ved spidsen af pegefingeren langs den øverste side af armen til skulderens højeste punkt, løber opad til nakken, passerer gennem kinden til næsen. Den indeholder 20 forskellige akupunkter.

Li-1 (Shangyang 商阳)

- På pegefingerens radiale side, 0,1 cun ved siden af neglens hjørne.

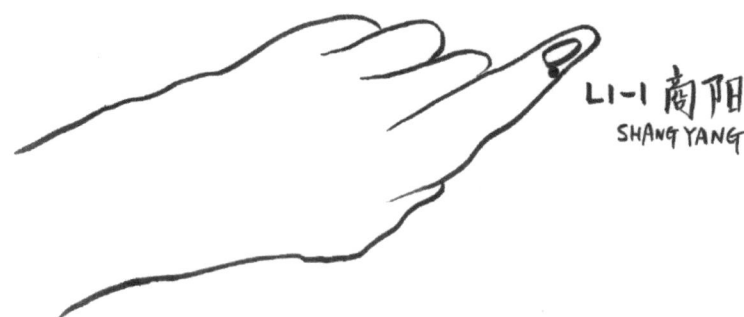

Li-2 (Erjian 二间)

- På pegefingerens radiale side i fordybninger distant til det andet metacarpal-falangeale led. Punktplaceringer kun lidt bøjet.

Li-3 (Sanjian 三间)

- På pegefingerens radiale side i fordybninger proximalt med det andet metacarpal-phalangeal led.

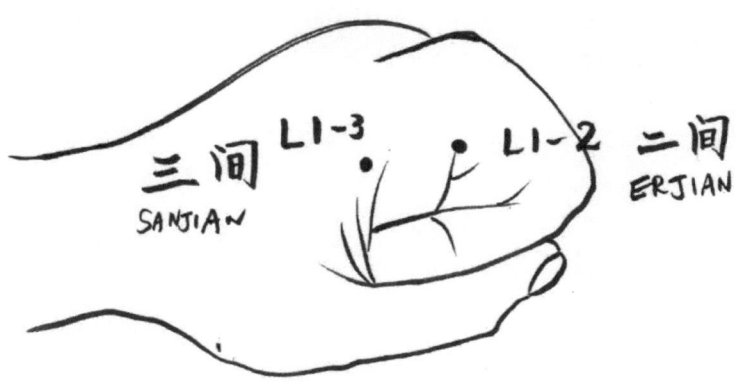

Li-4 (Hegu 合谷)

- Yuan-Source punkt.
- På håndens håndryggen mellem den første og anden metacarpale knogler skal du finde punktet, der strækker begge tommelfingre og pegefinger på venstre hånd, placer tværgående fold af det interphalangeale led af højre

tommelfinger på margen af banen mellem venstre hånd. Punktet er, hvor spidsen af tommelfingeren berører.

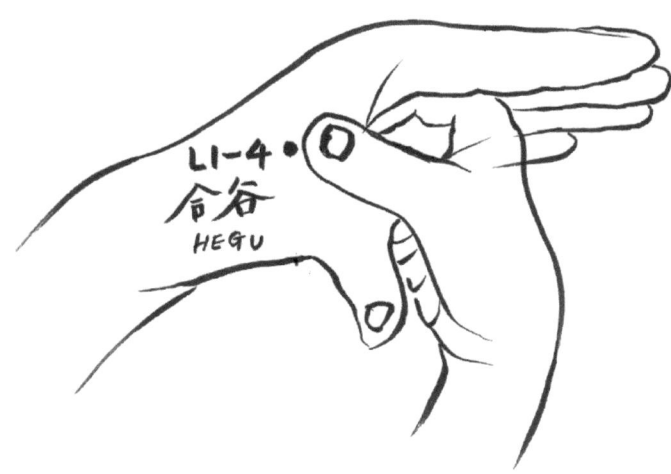

Li-5 (Yangxi 阳溪)

- På håndleddets radiale side, når tommelfingeren vippes opad, er det fordybningen mellem senerne i extensor pollicis longus og brevis.

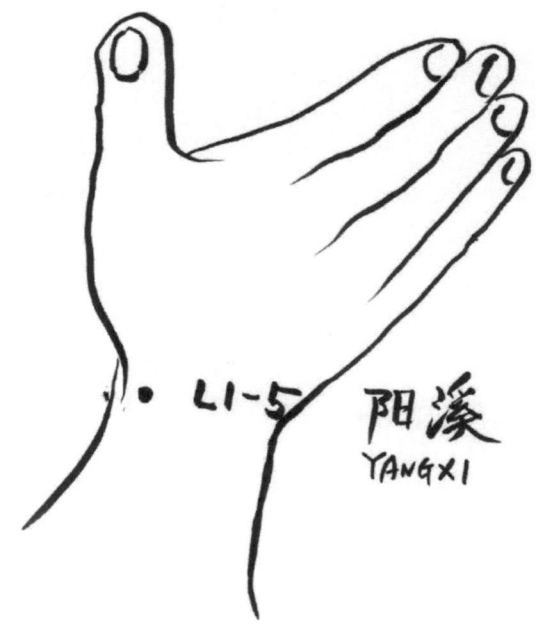

LI-5 阳溪 YANGXI

Li-6 (Pianli 偏历)

- Luo-forbindelsespunkt.
- På den radiale side af underarmens håndryggen, 3 cun nær håndleddets krølle.

Li-7 (Wenliu 温溜)

- Xi-Cleft punkt.

- På den radiale side af underarmens håndryggen, 5 cun nær ved håndleddets krølle.

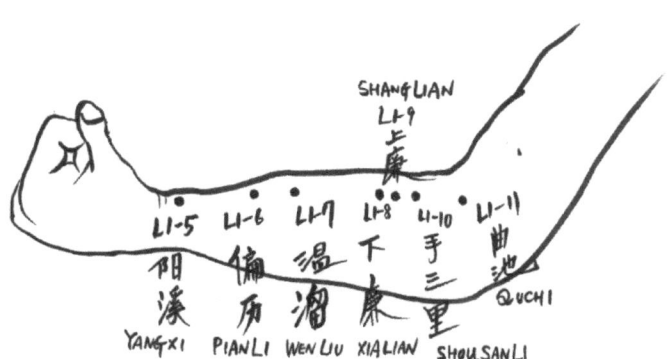

Li-8 (Xialian 下廉)

- På den radiale side af underarmsens håndryggen, 4 cun distalt til fossa cubitalis fold.

Li-9 (Shanglian 上廉)

- På den radiale side af underarmens håndryggen, 3 cun distalt til fossa cubitalis fold.

Li-10 (Shousanli 手三里)

- På den radiale side af underarmsens
  håndryggen, 2 cun distalt til fossa cubitalis
  fold.

Li-11 (Quchi 曲池)

- He-Sea punkt.
- I fordybning i den laterale ende af den
  tværgående fossa cubitalis fold.

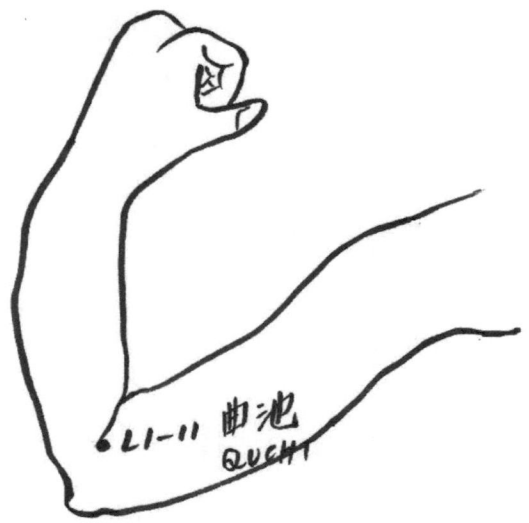

Li-12 (Zhouliao 肘髎)

- På lateralsiden af overarmen, 1 cun over til LI-11 (Quchi 曲池).

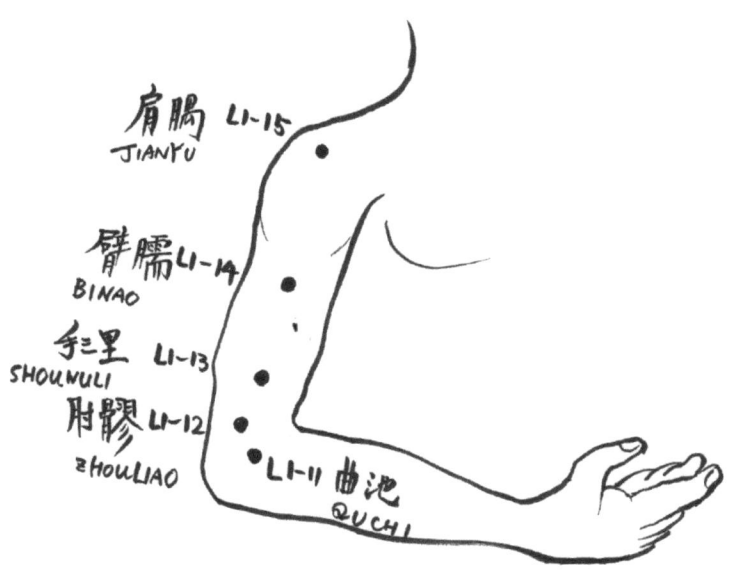

Li-13 (Shouwuli 手五里)

- På lateralsiden af overarmen, 3 cun over til LI-11 (Quchi 曲池).

Li-14 (Binao 臂臑)

- På lateralsiden af overarmen på linjen, der forbinder LI-11 (Quchi 曲池) og LI-15 (Jianyu 肩髃), 7 cun over LI-11 (Quchi 曲池).

Li-15 (Jianyu 肩髃)

- På skulderen i fordybningens forreste kant af det acromioclavicularis punkt.

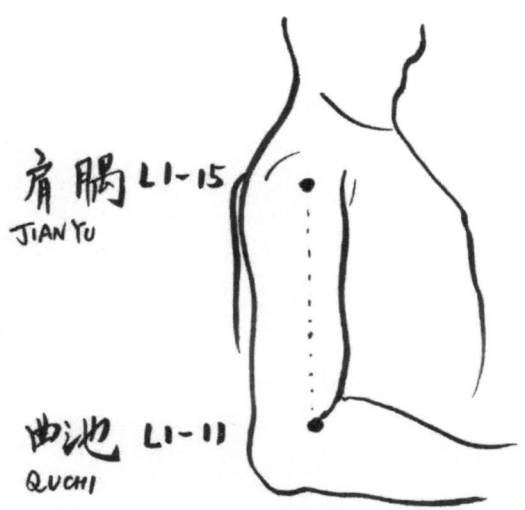

Li-16 (Jugu 巨骨)

- På skulderen, i fordybningen mellem den acromialis ekstremitet i clavicula og den skulpturelle rygsøjle.

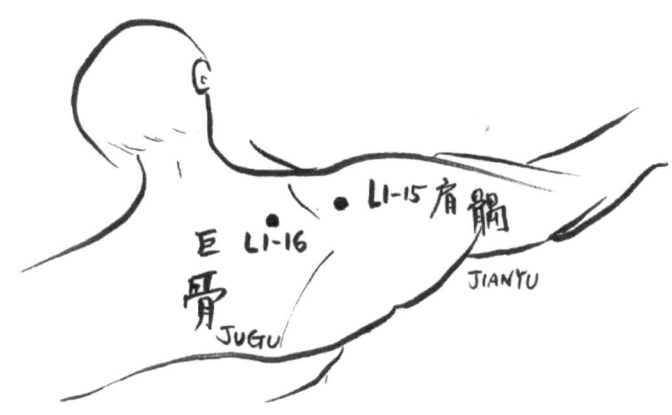

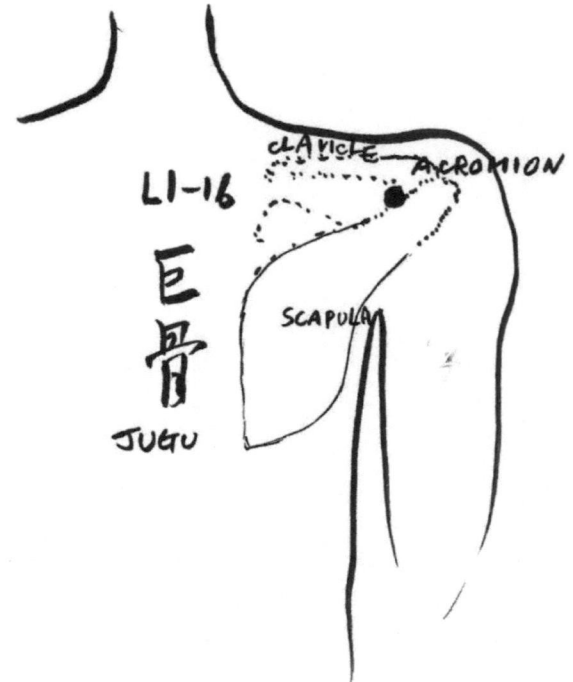

Li-17 (Tianding 天鼎)

- På lateralsiden af nakken ved den bageste kant af sternocleidomastoideus muskel. 1 cun under Li-18 (Futu 扶突).

Li-18 (Futu 扶突)

- På lateralsiden af nakken, niveau med spidsen af Adams æble mellem de forreste og bageste grænser af sternocleidomastoideus muskel.

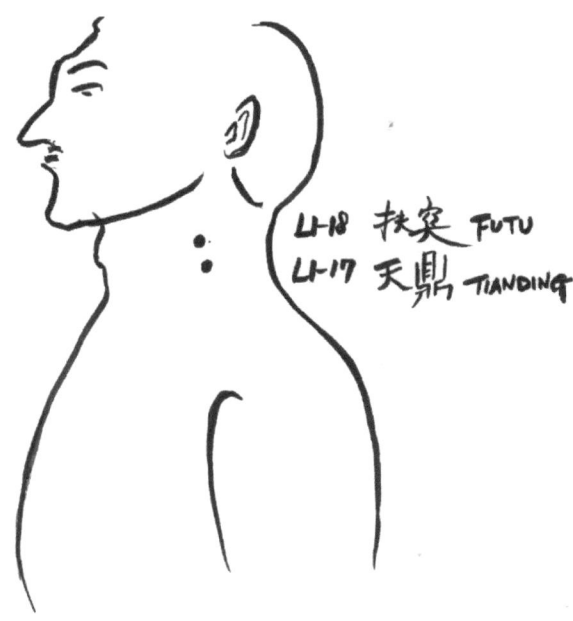

Li-19 (Kouheliao 口禾髎)

- Under sidekant af næsebor og nær overlæben, på niveau med Du-26 (Renzong 人中).

Li-20 (Yingxiang 迎香)

- I den naso-labiale rille, i niveauet for midtpunktet for ala nasi.

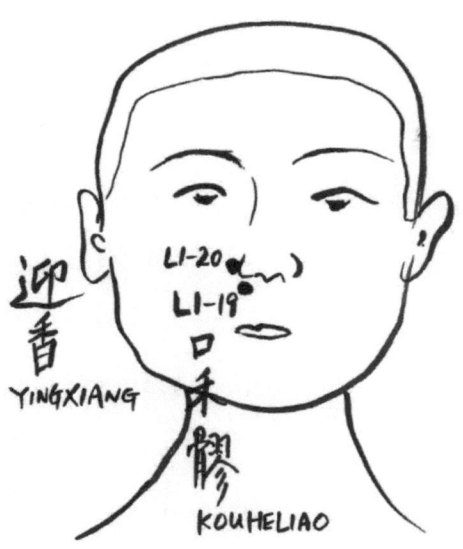

III.   Mavemeridian i Fod-Yangming

足阳明胃经经穴

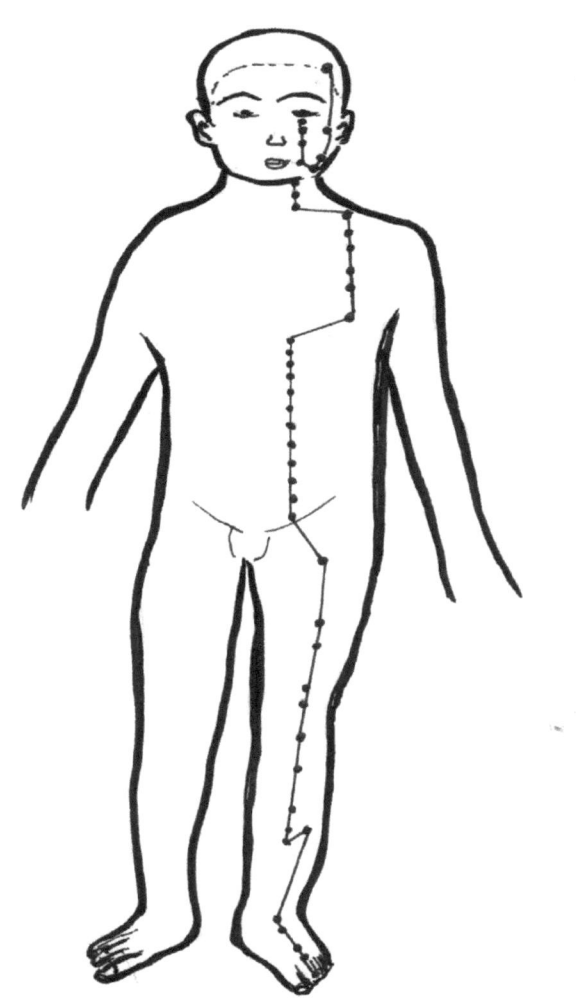

Starter under pupillen i øjet og derefter på næsen til kæben, hvor den splittes. Den ene går op i hovedbunden, men den anden løber ned til nakken, brystet, maven, låret og gennem ned til siden af spidsen af den anden tå. Den indeholder 45 forskellige akupunkter.

ST-1 (Chengqi 承泣)

- Når øjnene ser lige frem, er dette punkt direkte under pupillen mellem øjeæblet og nedre infraorbitalis kant.

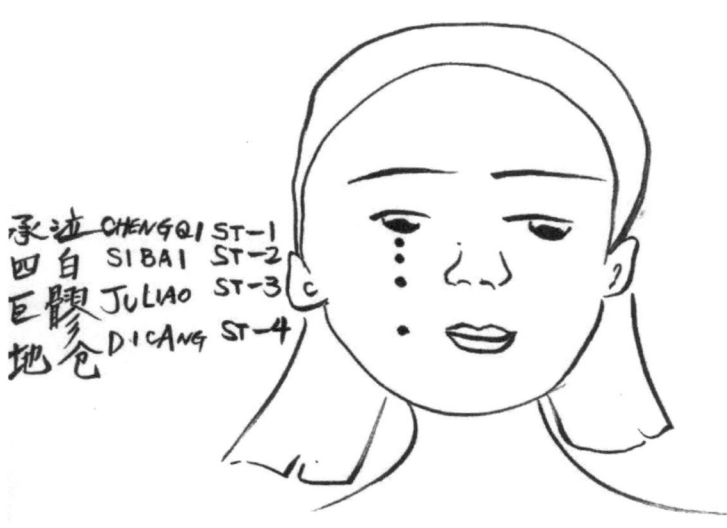

ST-2 (Sibai 四白)

- Når øjnene ser lige frem, er dette punkt direkte under pupillen i fordybningen af infraorbitale foramen.

ST-3 (Juliao 巨髎)

- Når øjnene ser lige frem, er dette punkt direkte under pupillen, på niveau for med nedre kant af ala nasi på lateralsiden af nasolabial rille.

ST-4 (Dicang 地仓)

- Lateralt hjørne af munden

ST-5 (Daying 大迎)

- Foran vinklen på underkæben, i fordybningen ved den forreste kant af tyggemusklen.

ST-6 (Jiache 颊车)

- En fingerbredde foran og over end vinklen på underkæben.

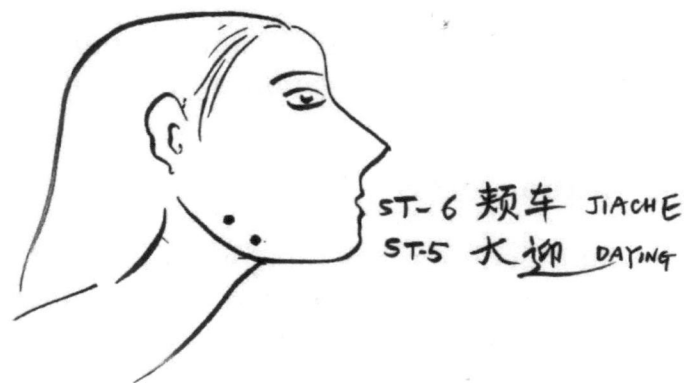

ST-6 颊车 JIACHE
ST-5 大迎 DAYING

ST-7 (Xiaguan 下关)

- Foran øret i ansigtet, i fordybningen mellem kindben bue og underkæbe.

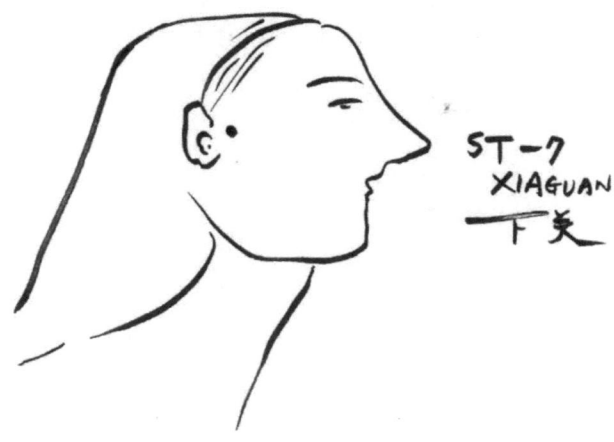

ST-7
XIAGUAN
下关

ST-8 (Touwei 头维)

- 0,5 cun over den forreste hårlinje i hjørnet af panden.

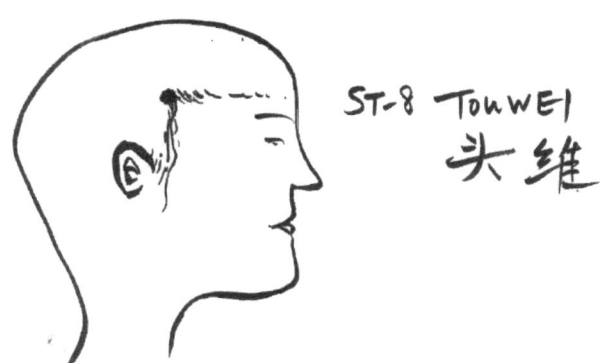

ST-9 (Renying 人迎)

- Ud for med spidsen af Adam æble, på den forreste kant af sternocleidomastoid muskel, hvor den almindelige halspulsåre kan mærkes.

ST-10 (Shuitu 水突)

- På halsen, på den forreste kant af sternocleidomastoid muskel, midtpunkt på linjen ST-9 (Renying 人迎) og ST-11 (Qishe 气舍).

ST-11 (Qishe 气舍)

- På halsen, højere end den mediale ende af nøglebenet, direkte under ST-9 (Renying 人 迎) mellem brystbens og nøglebens hovederne på sternocleidomastoid muskel.

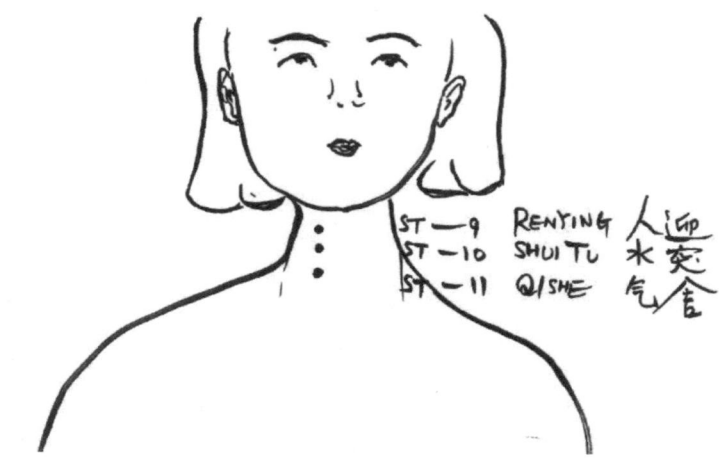

ST-12 (Quepen 缺盆)

- Dette punkt er midtpunktet for supraclavicularis fossa, 4 cun lateralt til midtlinjen.

ST-13 (Qihu 气户)

- Dette punkt er midtpunktet for den nedre kant af nøglebenet, direkte under ST-12 (Quepen 缺盆). 4 cun lateralt til midtlinjen.

ST-14 (Kufang 库房)

- På brystet, i det første interkostale rum, 4 cun lateralt til den forreste midtlinje.

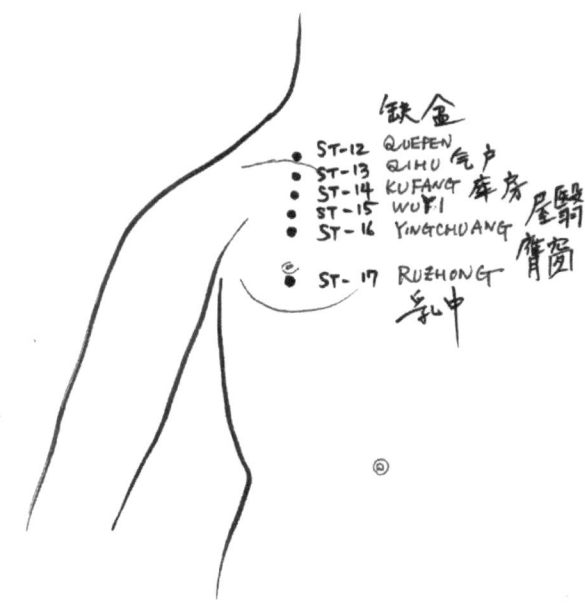

ST-15 (Wuyi 屋翳)

- På brystet, i det andet interkostale rum, 4 cun lateralt til den forreste midtlinje.

ST-16 (Yingchuang 膺窗)

- På brystet, i det tredje interkostale rum, 4 cun lateralt til den forreste midtlinje.

ST-17 (Ruxhong 乳中)

- På brystet, i det fjerde interkostale rum, på hjørnet af brystvorten, 4 cun lateralt til den forreste midtlinje.

ST-18 (Rugen 乳根)

- På brystet, direkte under brystvorten, i det femte interkostale rum.

ST-19 (Burong 不容)

- På den øvre del af maven, 6 cun over navlen, 2 cun lateralt til den forreste midtlinje.

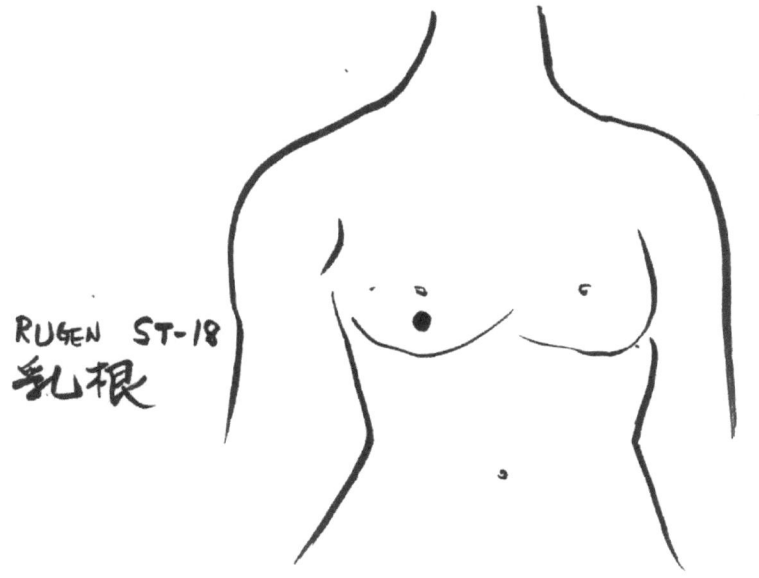

RUGEN ST-18
乳根

ST-20 (Chengman 承满)

- På den øvre del af maven, 5 cun over navlen, 2 cun lateralt til den forreste midtlinje.

ST-21 (Liangmen 梁门)

- På maven, 4 cun over navlen, 2 cun lateralt til den forreste midtlinje.

ST-22 (Guanmen 关门)

- På maven, 3 cun over navlen, 2 cun lateralt til den forreste midtlinje.

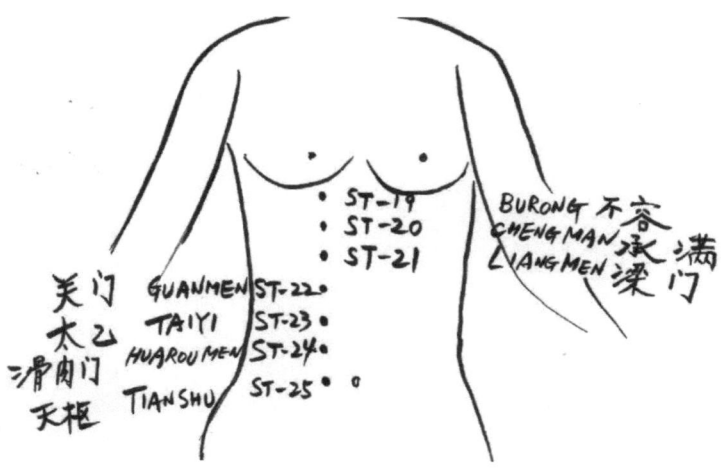

ST-23 (Taiyi 太乙)

- På maven, 2 cun over navlen, 2 cun lateralt til den forreste midtlinje.

ST-24 (Huaroumen 滑肉门)

- På maven, 1 cun over navlen, 2 cun lateralt til den forreste midtlinje.

ST-25 (Tianshu 天枢)

- Front-Mu punkt af Tyktarmen.
- På maven, 2 cun lateralt til navlen.

ST-26 (Wailing 外陵)

- På den nedre del af maven, 1 cun under navlen, 2 cun lateralt til den forreste midtlinje.

ST-27 (Daju 大巨)

- På den nedre del af maven, 2 cun under navlen, 2 cun lateralt til den forreste midtlinje.

ST-28 (Shuidao 水道)

- På den nedre del af maven, 3 cun under navlen, 2 cun lateralt til den forreste midtlinje.

ST-29 (Guilai 归来)

- På den nedre del af maven, 4 cun under navlen, 2 cun lateralt til den forreste midtlinje.

ST-30 (Qichong 气冲)

- På den nedre del af maven, 5 cun under navlen, 2 cun lateralt til den forreste midtlinje.

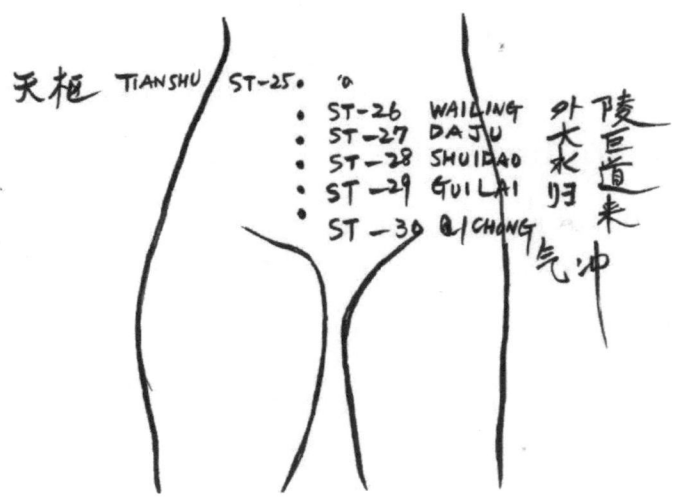

ST-31 (Biguan 髀关)

- På den øvre del af låret på linjen, der forbinder den anterosuperior iliac rygsøjle og den superiolaterale grænse af patellaen.

Når man sidder opret med knæet bøjet, to fingre bredde ned direkte fra inguinalis rille, direkte midtlinjen af patellaen.

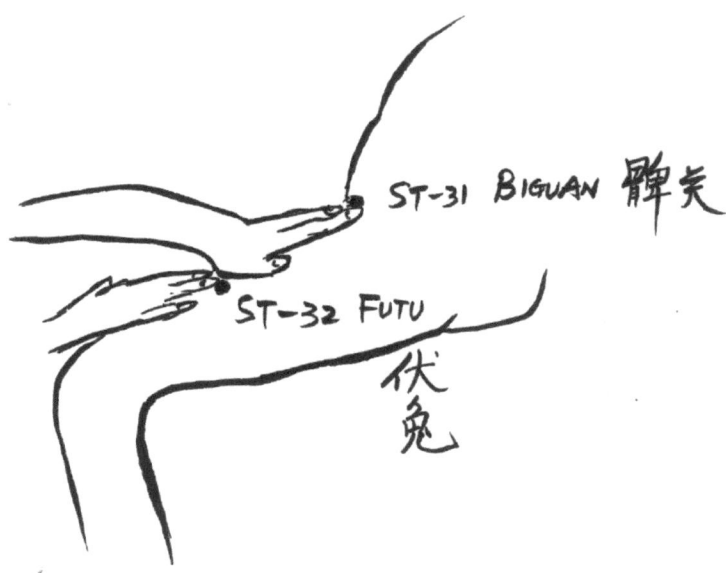

ST-32 (Futu 伏兔)

- På låret på linjen, der forbinder den forreste overordnede iliac-rygsøjle og den laterale kant af patellaen, 6 cun over patellas laterosuperior kant.

Når man sidder lodret med knæet bøjet, placeres midten af den tværgående fold på håndleddet i midten af den øverste kant af patellaen med lukkede fingre på låret. Punktet er hvor spidsen af langfingeren.

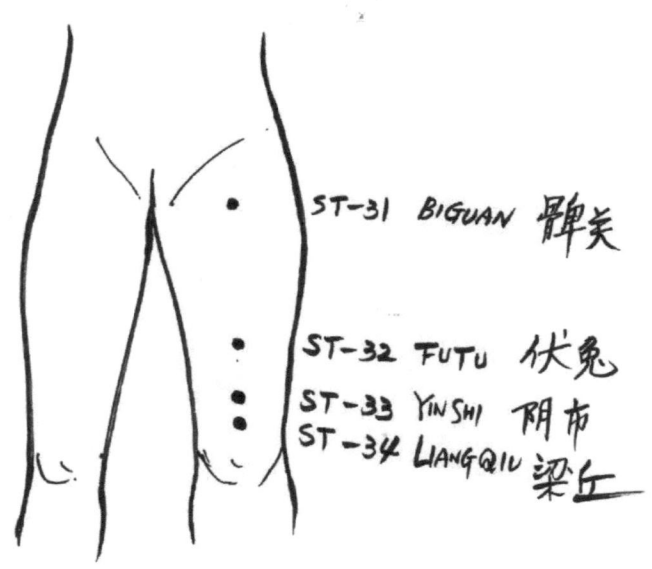

ST-33 (Yinshi 阴市)

- På låret, punkt 3 cun over laterosuperior kant af pataellaen. På linjen, der forbinder den forreste overordnede lilla rygsøjle og den laterale overlegne kant af patellaen.

ST-34 (Liang 梁丘)

- Xi-Cleft punkt i Mavemeridian.
- På låret, 2 cun over superiolaterale kant af patellaen.

ST-35 (Dubi 犊鼻)

- På knæet, i fordybningen lateralt til patellaen og det patellære ledbånd.

ST-36 (Zusanli 足三里)

- He-Sea punkt i Mavemeridian.
- 3 cun lavere end ST-35 (Dubi 犊鼻), en fingerbredde (langfinger) på siden af forkanten af skinnebenet.

ST-37 (Shangjuxu 上巨虚)

- Det nedre He Sea punkt i Tyktarmen.
- På underbenet, 6 cun, lavere end ST-35 (Dubi 犊鼻), en fingerbredde (langfingern), på siden af forkanten af skinnebenet.

ST-38 (Tiaokou 条口)

- På underbenet, 8 cun lavere end ST-35 (Dubi 犊鼻), en fingerbredde (langfinger), på siden af forkanten af skinnebenet.

ST-39 (Xijuxu 下巨虚)

- Det nedre He-Sea punkt i Tyndtarmen.
- "the Sea of Blood" punkt.
- På underbenet, 9 cun lavere end ST-35 (Dubi 犊鼻), en fingerbredde (langfinger), på siden af forkanten af skinnebenet.

ST-40 (Fenglong 丰隆)

- Luo-forbindelsespunkt i Mavemeridian.
- På underbenet, 8 cun højere end det fremstående punkt på den laterale malleolus, lateral til ST-38 (Tiaokou 条口), 2 fingersbredders, på siden af forkanten af skinnebenet.

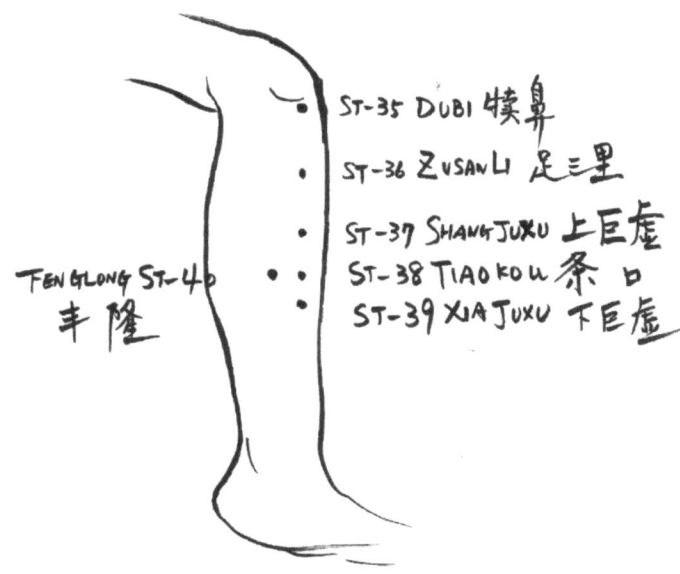

ST-35 DUBI 犊鼻
ST-36 ZUSANLI 足三里
ST-37 SHANGJUXU 上巨虚
ST-38 TIAOKOU 条口
ST-39 XIAJUXU 下巨虚
FENGLONG ST-40 丰隆

ST-41 (Jiexi 解溪)

- Midtpunkt i fodryggen ved den laterale malleolus i en fordybning mellem senerne i extensor hallucis longus og extensor digitorum longus.

ST-42 (Chongyang 冲阳)

- Yuan-Source punkt i Mavemeridian.
- Højeste punkt på fodryggen i fordybningen distalt til krydset mellem den anden og tredje metatarsal knogler.

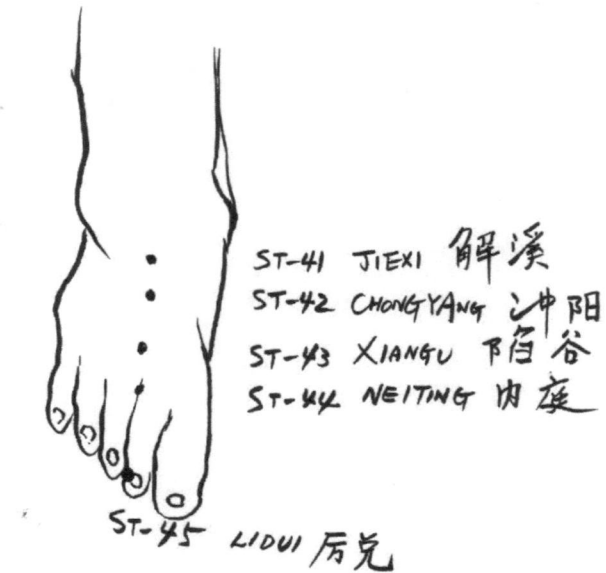

ST-41 JIEXI 解溪
ST-42 CHONGYANG 沖阳
ST-43 XIANGU 陷谷
ST-44 NEITING 内庭
ST-45 LIDUI 厉兑

ST-43 (Xiangu 陷谷)

* På fodryggen, mellem den anden og tredje Metatarsus knogler, 1 cun tæt på ST-44 (Neiting 内庭).

ST-44 (Neiting 内庭)

- På fodryggen, mellem anden og tredje tå, i ende af den lodrette fold.

ST-45 (Lidui 厉兑)

- På lateralsiden af anden tå, 0,1 cun ved siden af neglens hjørne.

IV.   Miltmeridian i Fod-Taiyin
足太阴脾经经穴

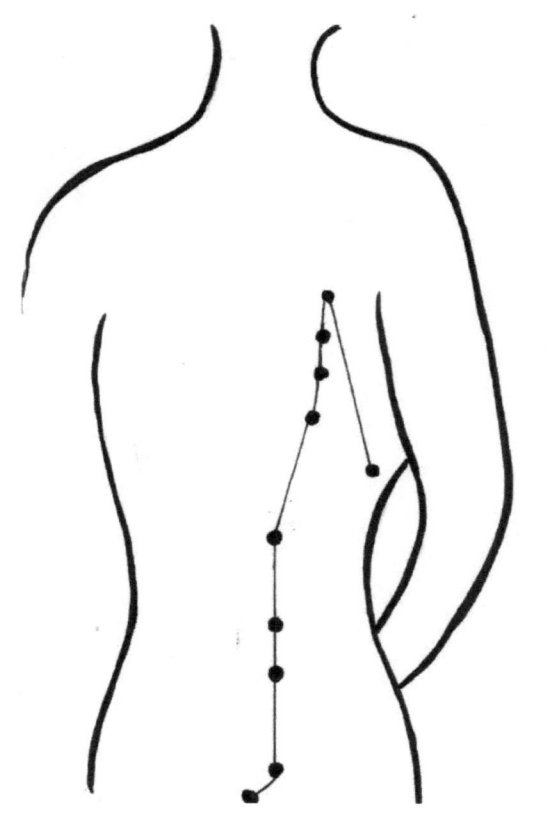

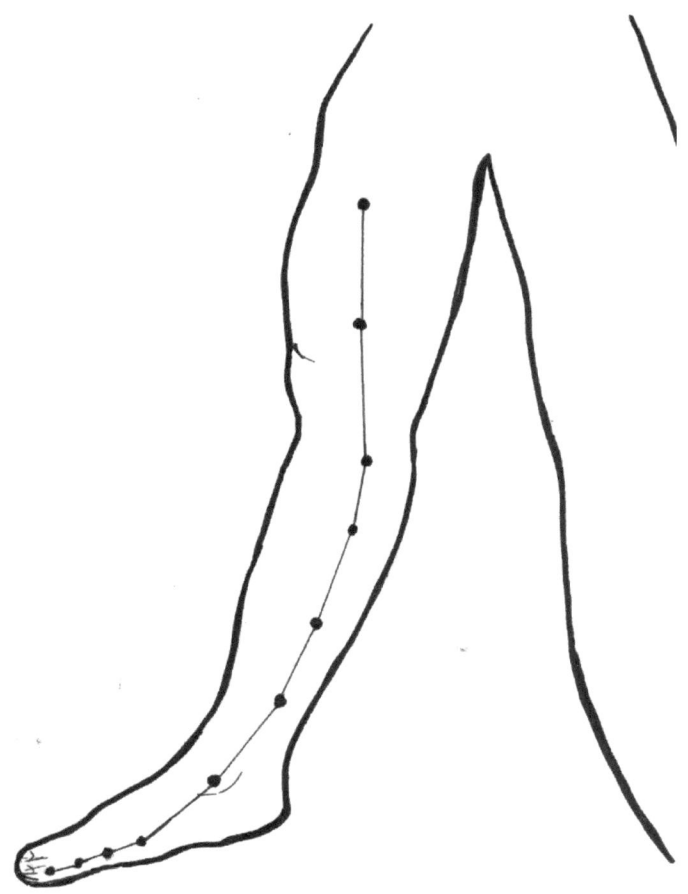

Starter fra spidsen af storetåen, passerer gennem det forreste mediale aspekt af knæet og låret og kommer ind i maven, derefter op ad ribbenene til et punkt på brystet under armhulen. Den indeholder 21 forskellige akupunkter.

SP-1 (Yinbai 隱白)

- På den mediale side af stortåen, 0,1 cun ved siden af neglens hjørne.

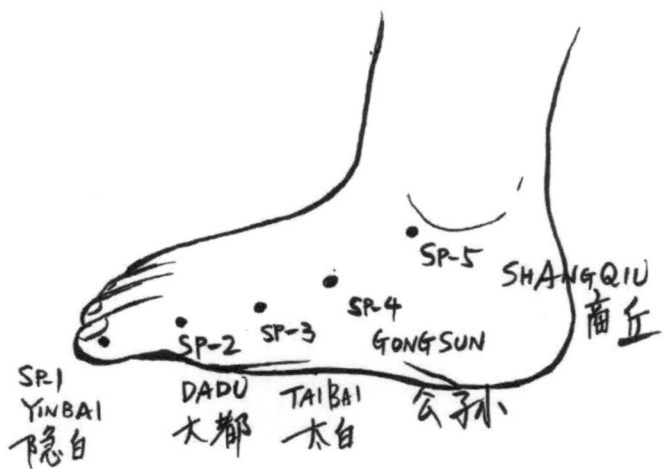

SP-2 (Dadu 大都)

- På den mediale side af stortåen, i fordybningen distalt og lavere end det første metatarsophalangeae led.

SP-3 (Taibai 太白)

- Yuan-Source i Miltmeridian.

- På fodens mediale side, i fordybningen proximal og lavere end den første metatarsophalangeae led.

SP-4 (Gongsun 公孙)

- Luo-forbindelsespunkt i Miltmeridian.
- På fodens mediale side i fordybningen distalt og lavere end i basen af den første metatarsus knogle.

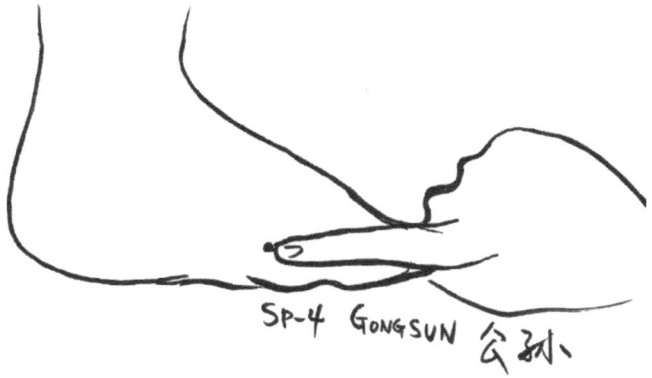

SP-4 GONGSUN 公孙

SP-5 (Shangqiu 商丘)

- På den mediale side af foden, i fordybningen distalt og lavere end den mediale malleolus, midtpunktet.

SP-6 (Sanyinjiao 三阴交)

- 3 cun direkte over spidsen af medial malleolus i fordybningen nær den bageste kant af skinnebenet.

SP-7 (Lougu 漏谷)

- 6 cun over spidsen af den mediale malleolus og 3 cun højere end SP-6 (Sanyinjiao 三阴交), i fordybning bagud for den mediale kant af skinnebenet.

SP-8 (Diji 地机)

- Xi-Cleft punkt i Miltmeridian.
- 3 cun under SP-9 (Yinlingquan 阴陵泉) på linjen, der forbinder spidsen af den mediale malleolus.

SP-9 (Yinlingquan 阴陵泉)

- He-Sea punkt i Miltmeridian.
- På den mediale side af underbenet, i fordybningen bagud og lavere end den mediale condylus til skinnebenet.

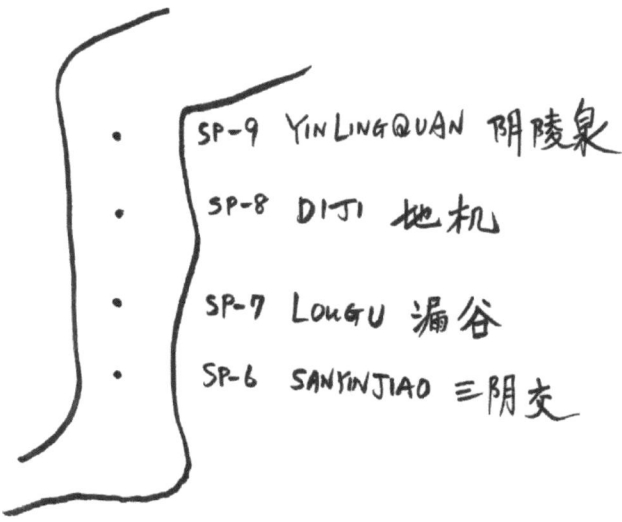

SP-10 (Xuehai 血海)

- Sea of Blood.
- Når knæet er bøjet, 2 cun over den mediale kant af patella, direkte over SP-9 (Yinlingquan 阴陵泉).

Når knæet er bøjet, skal du sætte håndfladen på den øverste kant af patellaen med fire fingre rettet opad, og tommelfingeren danner en vinkel på 45 grader med pegefingeren. Punkten er, hvor spidsen af tommelfingeren.

SP-11 (Jimen 篡门)

- På den mediale side af låret, 6 cun over SP-10 (Xuehai 血海).

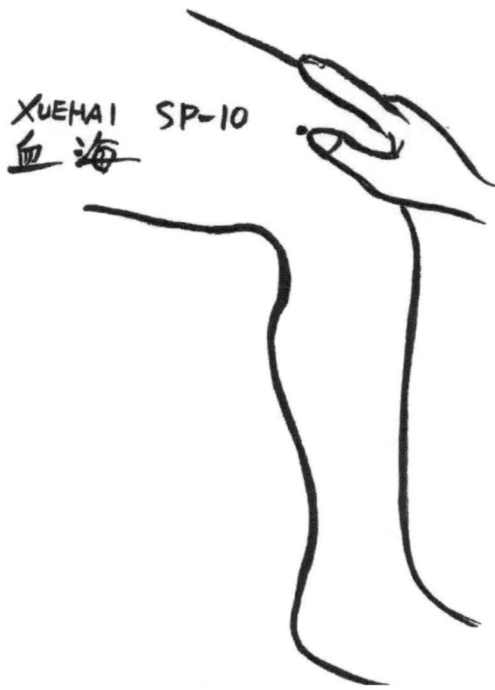

SP-12 (Chongmen 冲门)

- 6 cun over SP-10 (Xuehai 血海), 3,5 cun på tværs til midtpunktet for den øvre kant af symphysis pubis.

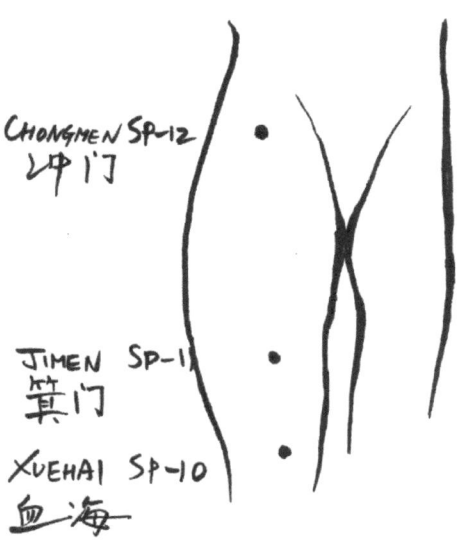

CHONGMEN SP-12
冲门

JIMEN SP-11
箕门

XUEHAI SP-10
血海

SP-13 (Fushe 府舍)

- På nedre del af maven er 0,7 cun højere end SP-12 (Chongmen 冲门), 4 cun i lateralt til midtlinjen.

SP-14 (Fujie 腹結)

- På den nedre del af maven, 3 cun over SP-13 (Fushe 府舍).

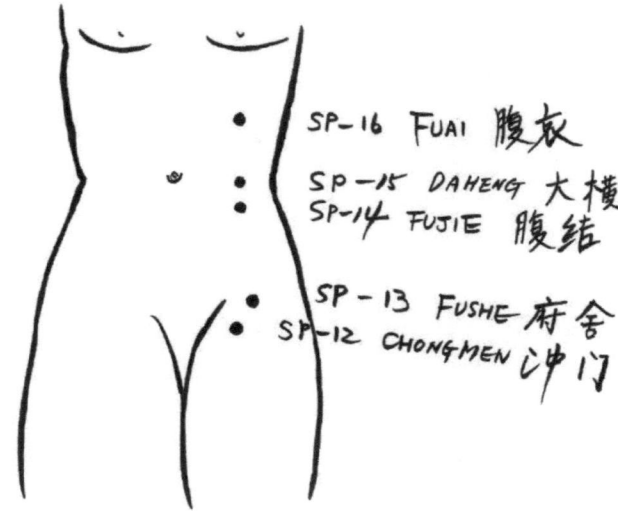

SP-16 FUAI 腹哀
SP-15 DAHENG 大横
SP-14 FUJIE 腹结
SP-13 FUSHE 府舍
SP-12 CHONGMEN 冲门

SP-15 (Daheng 大横)

- På maven, 4 cun lateralt til midten af navlen.

SP-16 (Fuai 腹哀)

- På maven, 3 cun over navlen, 4 cun lateralt til den forreste midtlinje.

SP-17 (Shidou 食窦)

- På brystets laterale side, i det femte intercostale rum, 6 cun lateralt til den forreste midtlinje.

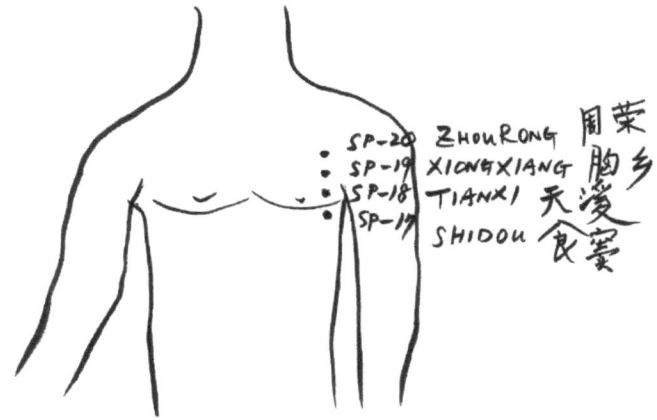

SP-18 (Tianxi 天溪)

- På brystets laterale side, i det fjerde intercostale rum, 6 cun lateralt til den forreste midtlinje.

SP-19 (Xiongxiang 胸乡)

- På brystets laterale side, i det tredje intercostale rum, 6 cun lateralt til den forreste midtlinje.

SP-20 (Zourong 周荣)

- På brystets laterale side, i det andet intercostale rum, 6 cun lateralt til midtlinjen.

SP-21 (Dabao 大包)

- Det store Luo-forbindelsespunkt i Milten.
- På brystets laterale side, i den midterste armhule linje, i det sjette intercostale rum.

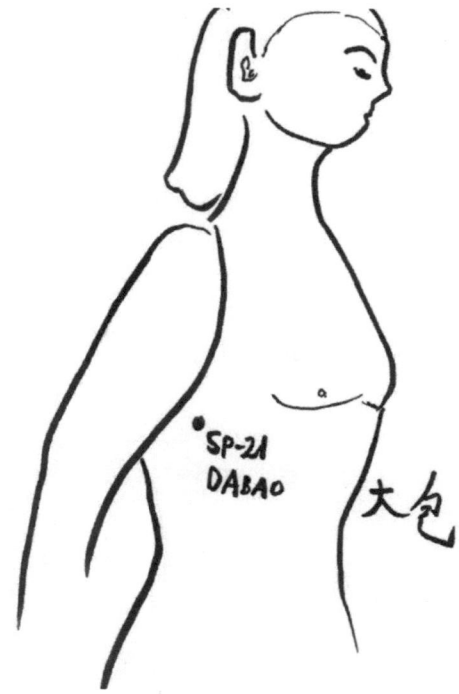

V.   Hjertemeridian i Hånd-Taiyang
手阴心经经穴

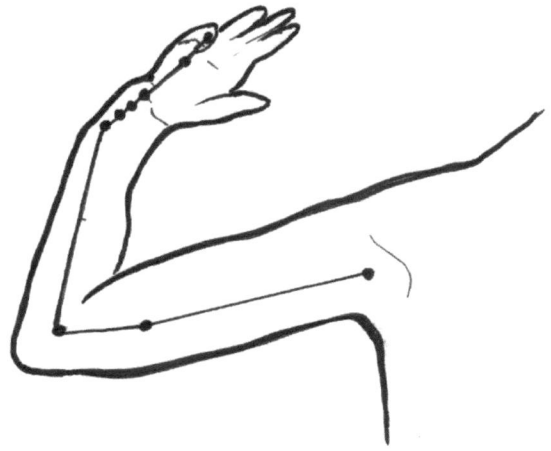

Starter i armhulen, passerer gennem underarmen til det pisiforme område proximalt med håndfladen og følger derefter til spidsen af lillefingeren. Den indeholder 9 forskellige akupunkter

HT-1 (Jiquan 极泉)

- Når du løfter armen, er punktet i fordybningen
  i midten af armhulen.

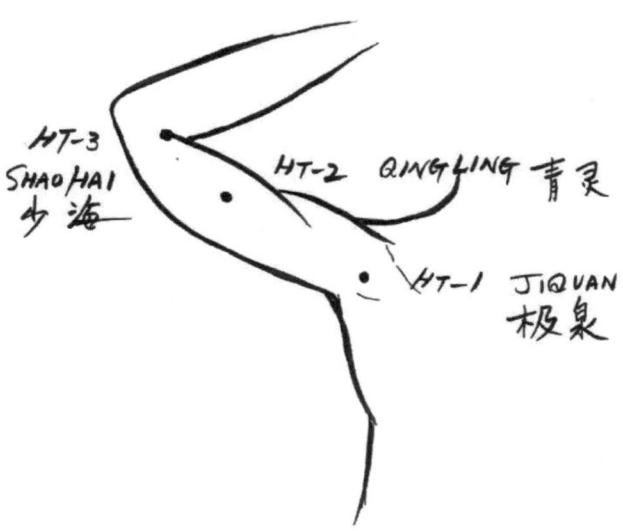

HT-2 (Qingling 青灵)

- 3 cun over den mediale ende af den tværgående cubital fossa på linjen, der forbinder HT-1 (Jiquan 极泉) og HT-3 (Shaohai 少海).

HT-3 (Shaohai 少海)

- He-Sea punkt i Hjertemeridian.
- Når albuen er bøjet, midt på linjen, der ligger den mediale ende af albuehulen.

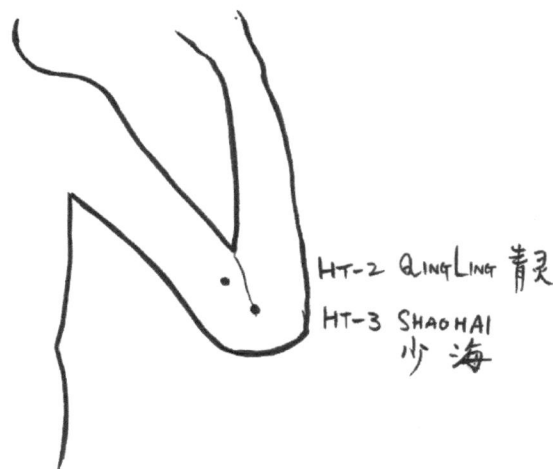

HT-4 (Lingdao 灵道)

- På håndflade side af underarmen, 1,5 cun over tværgående fold på håndleddet.

HT-5 (Tongli 通里)

- Luo-forbindelsespunkt i Hjertemeridian.
- På håndflade side af underarmen, 1 cun over tværgående fold på håndleddet.

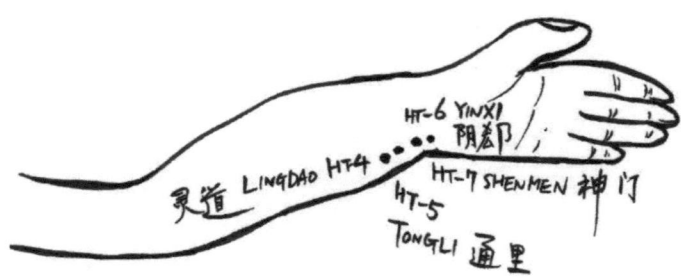

HT-6 (Yinxi 阴郄)

- Xi-Cleft punkt i Hjertemeridian.
- På underlaget på håndflade side af underarmen, 0,5 cun over tværgående fold på håndleddet.

HT-7 (Shenmen 神门)

- Yuan-Source i Hjertemeridian.
- I den ulnar ende af den tværgående fold på håndleddet, på den radiale side af flexor carpi ulnaris, i fordybningen ved den proximale kant af pisformbenet.

HT-8 (Shaofu 少府)

- På håndfladen i fordybningen mellem den fjerde og femte metacarpale knogler. Når man knytter hånden, er punktet hvor spidsen af lillefingeren ligger.

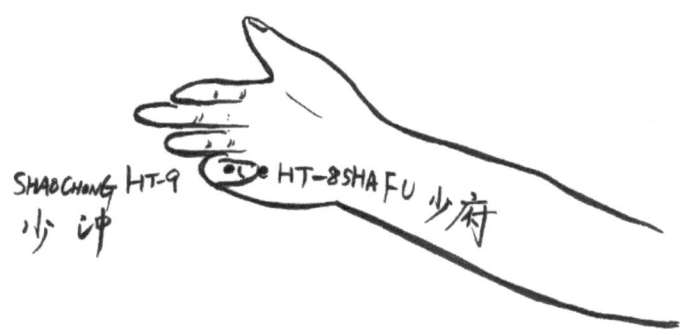

HT-9 (Shaochong 少冲)

- På den radiale side af lillefingeren, 0,1 cun ved siden af neglens hjørne.

VI. Tyndtarmmeridian i Hånd-Taiyang 手太阳小肠经经穴

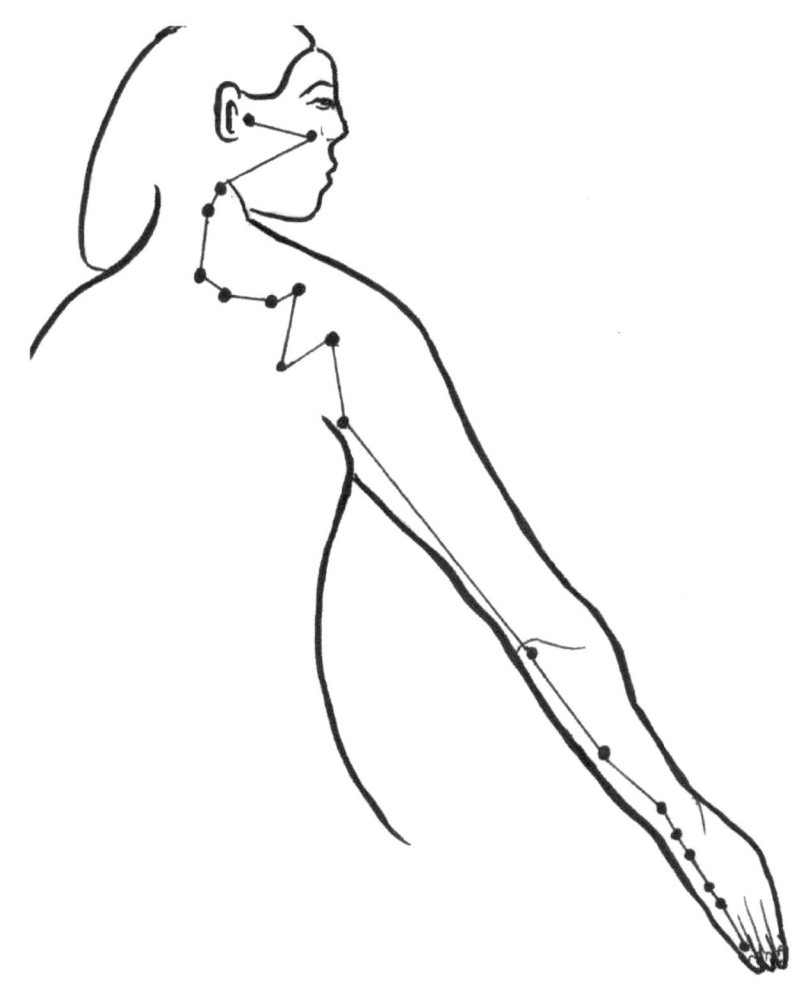

Starter fra den ulnære side af spidsen af lillefingeren og følger den ulnar side af håndens håndryggen til håndleddet og passerer gennem armen til skulderbladet til nakken, derefter op til øjet og over til øret. Den indeholder 19 forskellige akupunkter.

SI-1 (Shaoze 少泽)

- På ulnar side af den lille finger, 0,1 cun fra neglens hjørne.

SI-2 (Qiangu 前谷)

- Når man knytter hånden, er punktet på ulnar ende af fold, ved siden af det femte metacarpophalangeal led.

SI-3 (Houxi 后溪)

- Når man knytter hånden, er punktet på den ulnar side af hånden ved enden af den tværgående fold nær det femte metacarpophalangeal led.

SI-4 (Wangu 腕骨)

- "Yuan-Source" punkt i Tynd Tarmmeridian.

- På den ulnar side af hånden, i fordybningen mellem basen af den femte metacarpale knogle og den triquetrale knogle.

SI-5 (Yanggu 阳谷)

- I den ulnar side af af håndleddet, i fordybningen mellem styloidprocessen i ulnar og den triquetrale knogle.

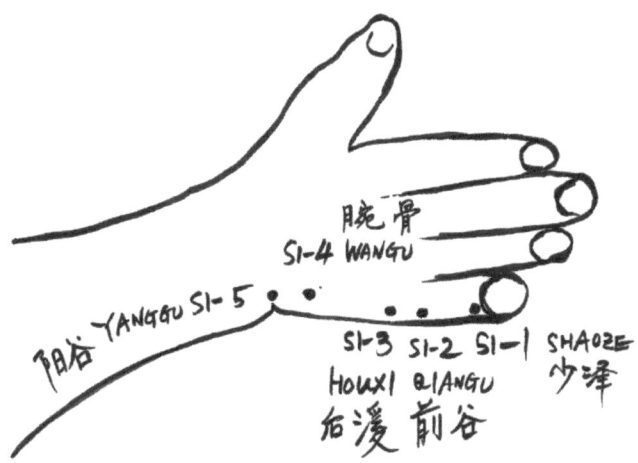

SI-6 (Yanglao 养老)

- Xi-Cleft punkt i Tynd Tarmmeridian.
- Med håndfladen vendt nedad, skal du sætte en fingerspids på det højeste sted i ulnahovedet, i fordybningen under fingeren, på den radiale side af styloide proces af ulna.

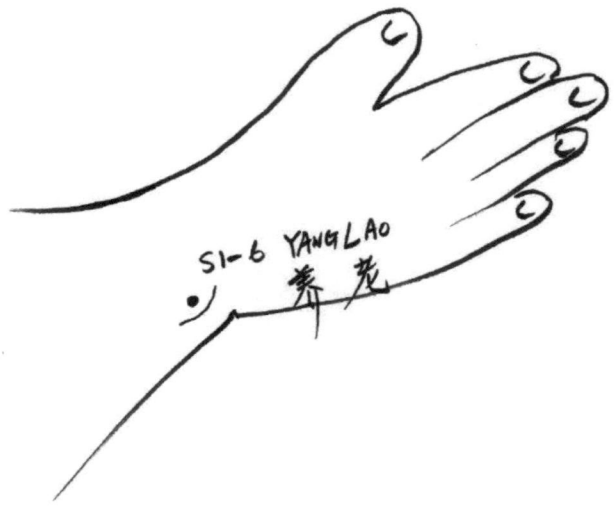

SI-7 (Zhizheng 支正)

- Luo-forbindelsespunkt i Tynd Tarmmeridian.

- På linjen, der forbinder SI-6 (Yanglao 养老) og SI-8 (Xiaohai 小海), 5 cun nær på dorsale fold på håndleddet.

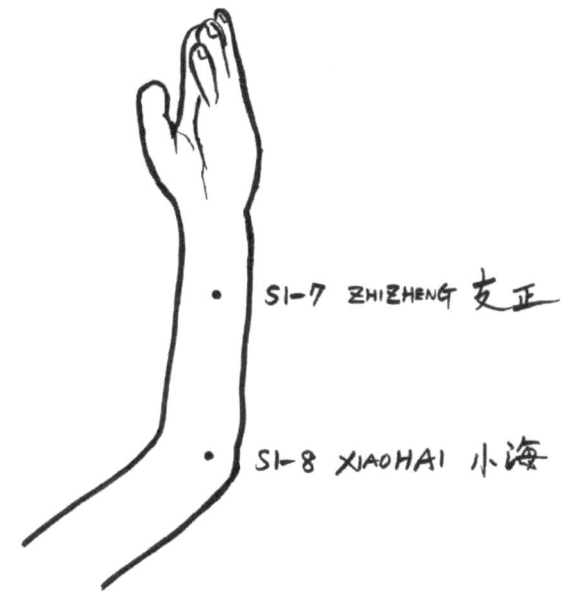

SI-7 ZHIZHENG 支正

SI-8 XIAOHAI 小海

SI-8(Xiaohai 小海)

- He-Sea punktet i Tynd Tarmmeridian.
- Når albuen er bøjet, i fordybningen mellem olecranon af ulna og spidsen af den mediale epicondyle af humerus.

SI-9 (Jianzhen 肩贞)

- På skulderen, bag og under skulderleddet. 1 cun over den bageste ende af den axillar fold.

SI-10 (Naoshu 臑俞)

- På skulderen, over den bageste ende af den axilære fold, i fordybningen under den nedre kant af den scapular ryg.

SI-11 (Tianzong 天宗)

- På scapula, i fordybningen i midten af den subscapular fossa, på samme niveau af den fjerde thoracicae vertebrae.

SI-12 (Bingfeng 秉风)

- På scapra, i midten af den subscapular fossa, direkte over SI-11 (Tianzong 天宗), i fordybningen fundet, når armen løftes.

SI-13 (Quyuan 曲垣)

- På scapra, på den mediale ende af den subscapular fossa, midtpunktet på linjen, der forbinder SI-10 (Naoshu 臑俞) og torntap i anden thoracicae vertebrae.

SI-14 (Jianwaishu 肩外俞)

- 3 cun lateralt til den nedre kant af torntap i første thoracicae vertebrae.

SI-15 (Jianzhongshu 肩中俞)

- 2 cun lateralt til DU-14 (Dazhui 大椎).

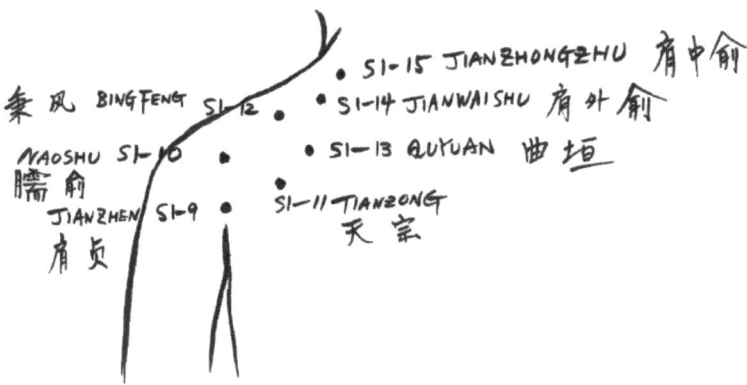

SI-16 (Tianchuang 天窗

- Bageste kant af sternocleido-mastoid muskelniveauet med prominentia laryngea.

SI-17 (Tianrong 天容)

- Bagud for vinklen af underkæben, i fordybningen på den forreste kant af sternocleidomastoideus muskel.

SI-18 (Quanliao 顴髎)

- Direkte under den ydre øjenkrog, i fordybningen på den nedre kant af den zygomaticum knogle.

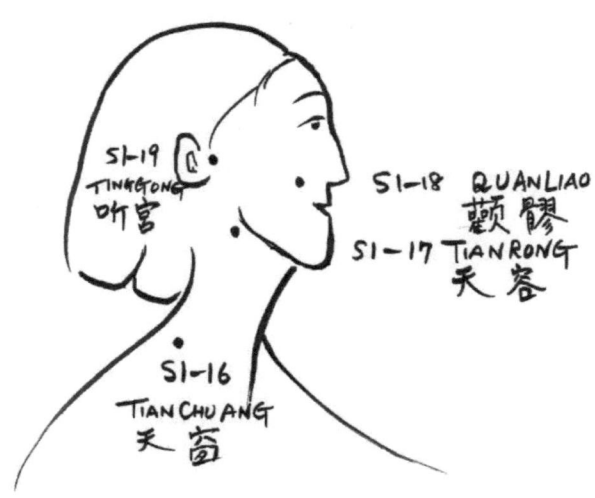

SI-19 (Tinggong 听宫)

- I fordybningen der dannes, når munden er åben. Foran til tragus og bagud for processus condylaris mandibulae af underkæbe.

VII.   Blæremeridian i Fod-Taiyang

足太阳膀胱经经穴

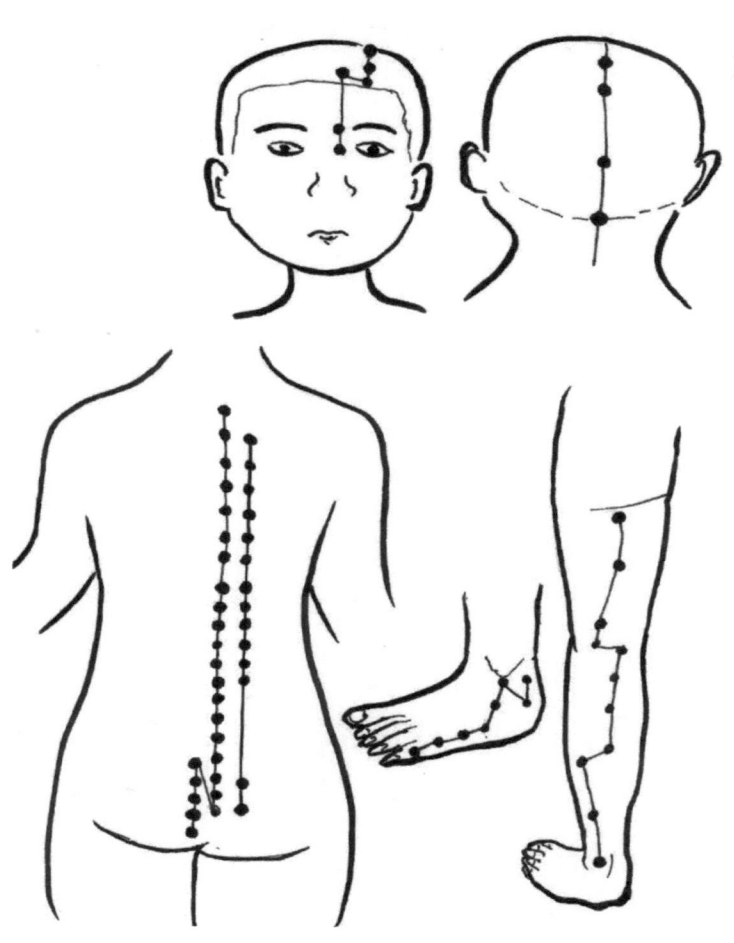

Starter i øjet og stiger op til panden og over toppen af kraniet. Den splittes under hårgrænsen i ryggen. En gren passerer ned ad skulderbladet og ned til midten af korsryggen. Den anden passerer nedad til ydersiden af rygsøjlen gennem nederste del af benet til hælen. Den indeholder 67 forskellige akupunkturpunkter.

BL-1 (Jingming 睛明)

- På det lukkede øje, i fordybningen lidt over, 0,1 cun lateralt og højere end den indre øjenkrog.

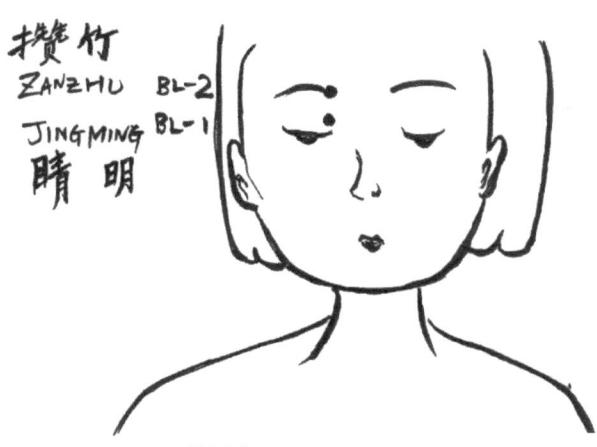

BL-2 (Cuanzhu 攒竹)

- I ansigtet, direkte over BL-1 (Jingming 睛明), i fordybningen på den mediale ende af øjenbrynet.

BL-3 (Meichong 眉冲)

- På hovedet, direkte over BL-2 (Zanzhu 攒竹), 0,5 cun over den forreste hårlinje.

BL-4 (Qucha 曲差)

- På hovedet, 0,5 cun over den forreste hårlinje, 1,5 cun i lateralt til midtlinjen.

BL-5 (Wuchu 五处)

- På hovedet, 1 cun direkte over midten af den forreste hårlinje, 1,5 cun i lateralt til den forreste midtlinje.

BL-6 (Chengguang 承光)

- På hovedet, 2,5 cun direkte over midten af den forreste hårlinje, 1,5 cun i lateralt til den forreste midtlinje.

BL-7 (Tongtian 通天)

- På hovedet, 4 cun direkte over midten af den forreste hårlinje, 1,5 cun i lateralt til den forreste midtlinje.

BL-8 (Louque 络却)

- På hovedet, 5,5 cun direkte over midten af den forreste hårlinje, 1,5 cun i lateralt til den forreste midtlinje.

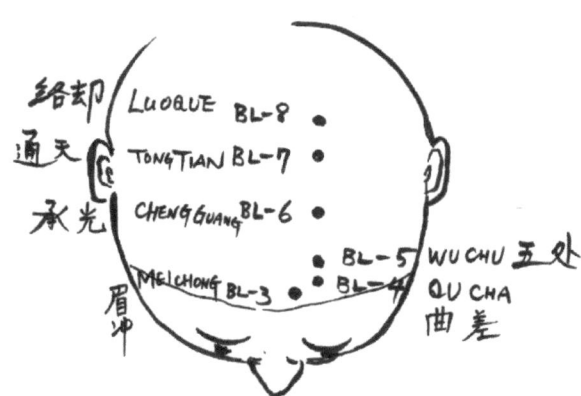

BL-9 (Yuzhen 玉枕)

- På occiput, 2,5 cun direkte over midterste del af den bageste hårlinje og 1,3 cun lateralt til midtlinjen, i fordybningen på niveauet for den øvre kant af protuberantia occipitalis externa.

BL-10 (Tianzhu 天杼)

- 1,3 cun lateralt til midterste del af den bageste hårlinje i fordybningen på trapezius-muskelens laterale kant.

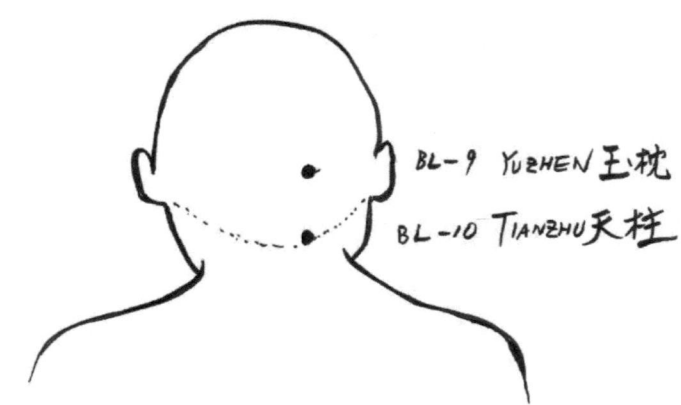

BL-11 (Dazhu 大杼)

- " The Sea of Blood" punkt.
- På ryggen, under torntappen i den første ryghvirvel (T1) i thorax, 1,5 cun lateralt til den bageste midtlinje.

BL-12 (Fengmen 风门)

- På ryggen, under torntappen i den anden ryghvirvel (T2) i thorax, 1,5 cun lateralt til den bageste midtlinje.

BL-13 (Feishu 肺俞)

- "Back Shu" punkt af Lungen.
- På ryggen, under torntappen i den tredje ryghvirvel (T3) i thorax, 1,5 cun lateralt til den bageste midtlinje.

BL-14 (Jueyinshu 厥阴俞)

- Back-Shu punkt af Hjertesækken.
- På ryggen, under torntappen i den fjerde ryghvirvel (T4) i thorax, 1,5 cun lateralt til den ryg midtlinje.

BL-15 (Xinshu 心俞)

- "Back Shu" punkt af Hjerte.
- På ryggen, under torntappen i den femte ryghvirvel (T5) i thorax, 1,5 cun lateralt til den bageste midtlinje.

BL-16 (Dushu 督俞)

- På ryggen, under torntappen i den sjette ryghvirvel (T6) i thorax, 1,5 cun lateralt til den bageste midtlinje.

BL-17 (Geshu 膈俞)

- På ryggen, under torntappen i den syvende ryghvirvel (T7) i thorax, 1,5 cun lateralt til den bageste midtlinje.

BL-18 (Ganshu 肝俞)

- "Back Shu" punkt af Lever.
- På ryggen, under torntappen i den niende ryghvirvel (T9) i thorax, 1,5 cun lateralt til den bageste midtlinje.

BL-19 (Danshu 胆俞)

- "Back Shu" punkt af Galdeblære.
- På ryggen, under torntappen i den tiende ryghvirvel (T10) i thorax, 1,5 cun lateralt til den bageste midtlinje.

BL-20 (Pishu 脾俞)

- "Back Shu" punkt af Milt.

- På ryggen, under torntappen i den ellevte ryghvirvel (T11) i thorax, 1,5 cun lateralt til den bageste midtlinje.

BL-21 (Weishu 胃俞)

- "Back Shu" punkt af Mave.
- På ryggen, under torntappen i den tolvte ryghvirvel (T12) i thorax, 1,5 cun lateralt til den bageste midtlinje.

BL-22 (Sanjiaoshu 三焦俞)

- "Back Shu" punkt af Sanjiao.
- På nedre del af ryggen, under torntappen i den første lændehvirvel (L1), 1,5 cun lateralt til den bageste midtlinje.

BL-23 (Shenshu 肾俞)

- Back Shu punkt af Nyre.
- På nedre del af ryggen, under torntappen i den anden lændehvirvel (L2), 1,5 cun lateralt til den bageste midtlinje.

BL-24 (Qihaishu 气海俞)

- "Sea of Qi" Shu.

- På nedre del af ryggen, under torntappen i den tredje lændehvirvel (L3), 1,5 cun lateralt til den bageste midtlinje.

BL-25 (Dachangshu 大肠俞)

- " Gate of the Origin" Shu.
- På korsryggen, under torntappen i den femte lændehvirvel (L5) i thorax, 1,5 cun i lateralt til den bageste midtlinje.

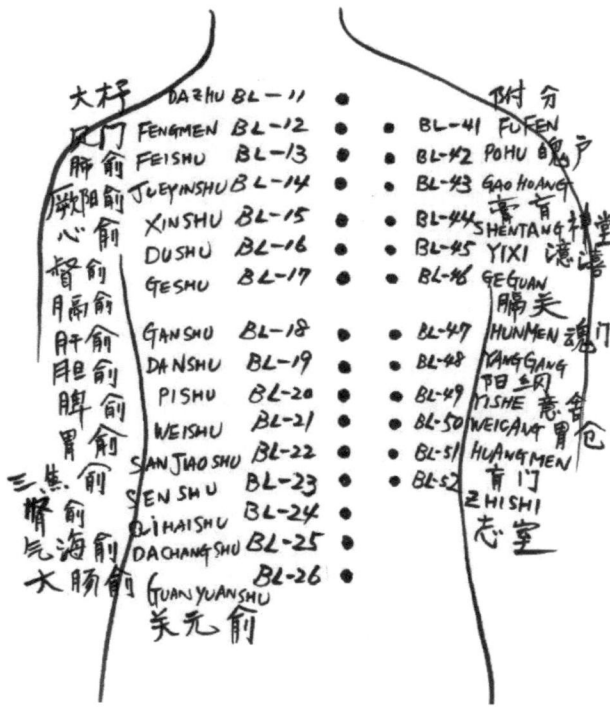

BL-26 (Guanyuanshu 关元俞)

- ” Gate of the Origin” Shu.
- På nedre del af ryggen, under torntappen i den femte lændehvirvel (L5), 1,5 cun i lateralt til den bageste midtlinje.

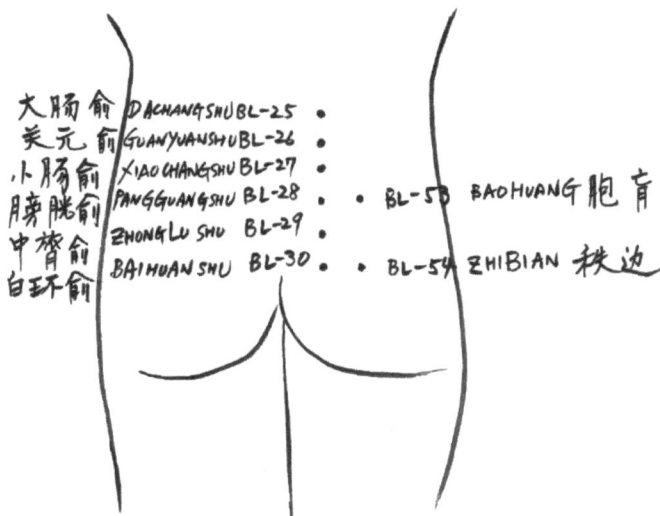

BL-27 (Xiaochangshu 小肠俞)

- ”Back Shu” punkt af Tynd Tarm.
- På korsbenet, 1,5 cun lateralt til midtlinjen, på niveau med den første bageste sacrum foramina.

BL-28 (Pangguangshu 膀胱俞)

- "Back Shu" punkt af Blæren.
- På korsbenet, 1,5 cun lateralt til midtlinjen, på niveau med den anden bageste sacrum foramina.

BL-29 (Zhonglushu 中膂)

- Mid Spine Shu.
- På korsbenet, 1,5 cun lateralt til midtlinjen, på niveau med den tredje bageste sacrum foramina.

BL-30 (Baihuanshu 白环俞)

- Hvid Ring Shu.
- På korsbenet, 1,5 cun i lateralt til midtlinjen, på niveau med den fjerde bageste sacrum foramina.

BL-31 (Shangliao 上髎)

- På korsbenet, første bageste sacrum foramina.

BL-32 (Ciliao 次髎)

- På korsbenet, anden bageste sacral foramen.

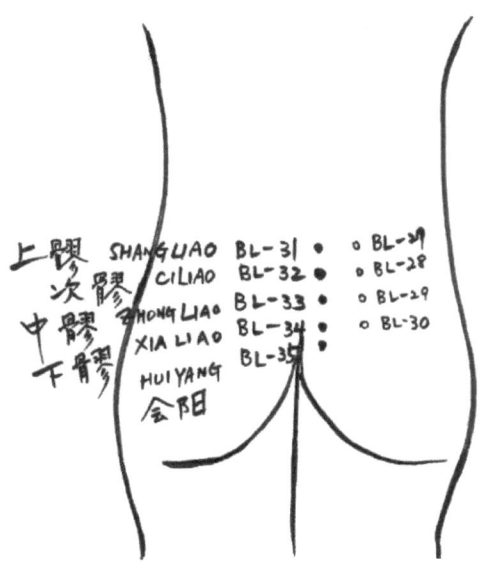

BL-33 (Zhongliao 中髎)

- På korsbenet, tredje bageste sacrum foramina.

BL-34 (Xialiao 下髎)

- På korsbenet, fjerde bagerste sacrum foramina.

BL-35 (Huiyang 会阳)

- 0,5 cun i lateralt af spidsen af helebenet.

BL-36 (Chengfu 承扶)

- På midtpunktet af den tværgående gluteus fold, punktet i midten af bagsiden af låret.

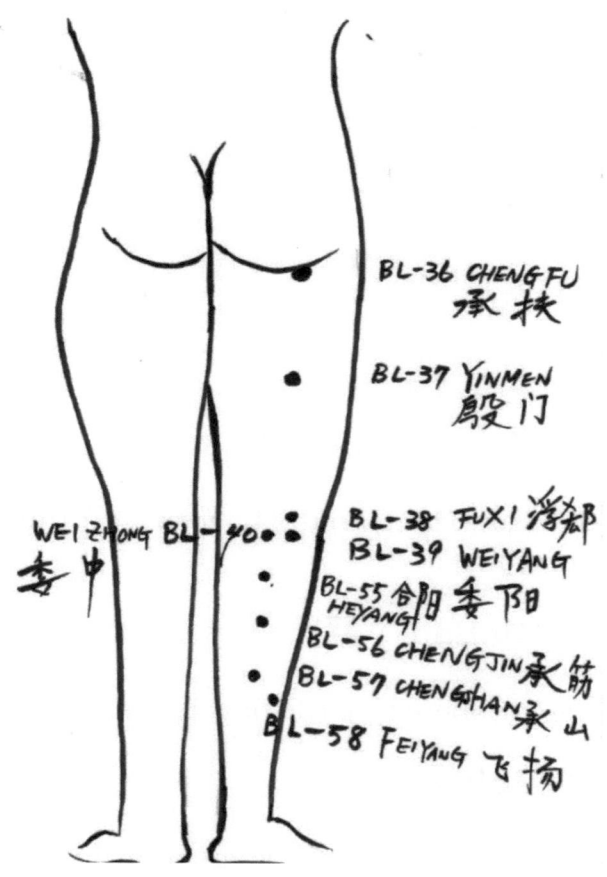

BL-37 (Yinmen 殷门)

- På bagsiden af låret, 6 cun direkte under BL-36 (Chengfu 承助).

BL-38 (Fuxi 浮郄)

- På bagsiden af knæet, 1 cun over BL-39 (Weiyang 委阳), på den mediale side af senen til biceps femoris på lateralsiden af poplitea fossa.

BL-39 (Weiyang 委阳)

- Nedre He-Sea punkt af Sanjiao.
- På bagsiden af knæet, i den laterale ende af poplitea fold, på den mediale kant af senen til biceps femoris.

BL-40 (Weizhong 委中)

- He-Sea punkt i Blæremeridian.
- På bagsiden af knæet, midtpunktet for den tværgående fold af poplitea fossa.

BL-41 (Fufen 附分)

- På ryggen, under torntappen i den anden ryghvirvel (T2) i thorax, 3 cun lateralt til midtlinjen og niveau med BL-12 (Fengmen 风门).

BL-42 (Pohu 魄户)

- På ryggen, under torntappen i den tredje ryghvirvel (T3) i thorax, 3 cun lateralt til midtlinjen og niveau med BL-13 (Feishu 肺俞).

BL-43 (Gaohuangshu 膏肓俞)

- På ryggen, under torntappen i den fjerde ryghvirvel (T4) i thorax, 3 cun lateralt til midtlinjen og niveau med BL-14 (Jueyinshu 厥阴俞).

BL-44 (Shentang 神堂)

- På ryggen, under torntappen i den femte ryghvirvel (T5) i thorax, 3 cun lateralt til midtlinjen og niveau med BL-15 (Xinshu 心俞).

BL-45 (Yixi 噫嘻)

- På ryggen, under torntappen i den sjette ryghvirvel (T6) i thorax, 3 cun sideværts til midtlinjen og niveau med BL-16 (Dushu 督俞).

BL-46 (Geguan 膈关)

- På ryggen, under torntappen i den syvende ryghvirvel (T7) i thorax, 3 cun lateralt til midtlinjen og niveau med BL-17 (Geshu 膈俞).

BL-47 (Hunmen 魂门)

- På ryggen, under torntappen i den ryghvirvel i den niende ryghvirvel(T9) i thorax, 3 cun lateralt til midtlinjen og niveau med BL-18 (Ganshu 肝俞).

BL-48 (Yanggang 阳刚)

- På ryggen, under torntappen i den tiende ryghvirvel (T10) i thorax, 3 cun lateralt til midtlinjen og niveau med BL-19 (Danshu 胆俞).

BL-49 (Yishe 意舍)

- På ryggen, under torntappen i den ellevte ryghvirvel (T11) i thorax, 3 cun lateralt til midtlinjen og niveau med BL-20 (Pishu 脾俞).

BL-50 (Weicang 胃仓)

- På ryggen, under torntappen i den tolvte ryghvirvel (T12) i thorax, 3 cun lateralt til midtlinjen og i niveau med BL-21 (Weishu 胃俞).

BL-51 (Huangmen 肓门)

- På nedre del af ryggen, under torntappen i den første lændehvirvel (L1), 3 cun lateralt til midtlinjen og i niveau med BL-22 (Sanjiaoshu 三焦俞).

BL-52 (Zhishi 志室)

- På nedre del af ryggen, under torntappen i den anden lændehvirvel (L2), 3 cun lateralt til midtlinjen og i niveau med BL-23 (Shenshu 肾俞).

BL-53 (Baohuang 包肓)

- På bagdelen, 3 cun lateralt til midtlinjen, i niveau med den anden bageste sakral foramen.

BL-54 (Zhibian 秩边)

- På bagdelen, 3 cun lateralt til midtlinjen, i niveau med den fjerde bageste sakral foramen.

BL-55 (Heyang 合阳)

- På den bageste side af benet, 2 cun direkte under BL-40 (Weizhong 委中).

BL-56 (Chengjin 承筋)

- På underbenet, 5 cun under BL-40 (Weizhong 委中), i midten af maven i gastrocnemius musklen.

BL-57 (Chengshan 承山)

- På underbenet, 8 cun under BL-40 (Weizhong 委中), midtvejs mellem BL-40 (Weizhong 委中) og BL-60 (Kunlun 昆仑).

BL-58 (Feiyang 飞扬)

- Luo-forbindelsespunkt af blæremeridian.
- På underbenet, 7 cun direkte over BL-60 (Kunlun 昆仑).

BL-59 (Fuyang 跗阳)

- På underbenet, 3 cun direkte over BL-60 (Kunlun 昆仑).

BL-60 (Kunlun 昆仑)

- Bag ankelleddet i fordybningen ved siden af laterale malleolus.

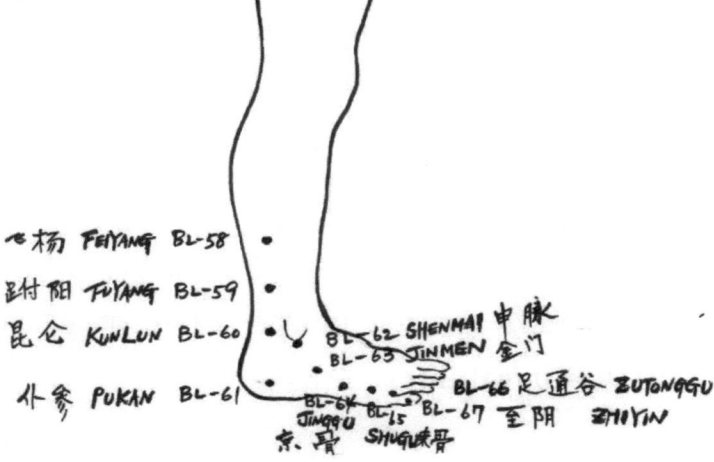

BL-61 (Pucan 仆参)

- På fodens laterale side, direkte under BL-60 (Kunlun 昆仑).

BL-62 (Shenmai 申脉)

- På fodens laterale side, direkte under den laterale malleolus.

BL-63 (Jinmen 金门)

- Xi-Cleft punkt i Blæremeridian.
- På fodens laterale side, i fordybningen under den terningebenet knogle, der ligger mellem hælbenet og tuberositeten i den femte metatarsal knogle.

BL-64 (Jinggu 京骨)

- Yuan-Source punkt i Blæremeridian.
- På fodens laterale side, i fordybningen under tuberositeten af den femte metatarsal knogle.

BL-65 (Shugu 束骨)

- På fodens laterale side, bagved den femte metatarsal knogle.

BL-66 (Zutonggu 足通谷)

- På fodens laterale side, foran til den femte metatarso-falangeale knogle.

BL-67 (Zhiyin 至阴)

- På lateral side af lille tå, ca. 0,1 cun fra neglens hjørne.

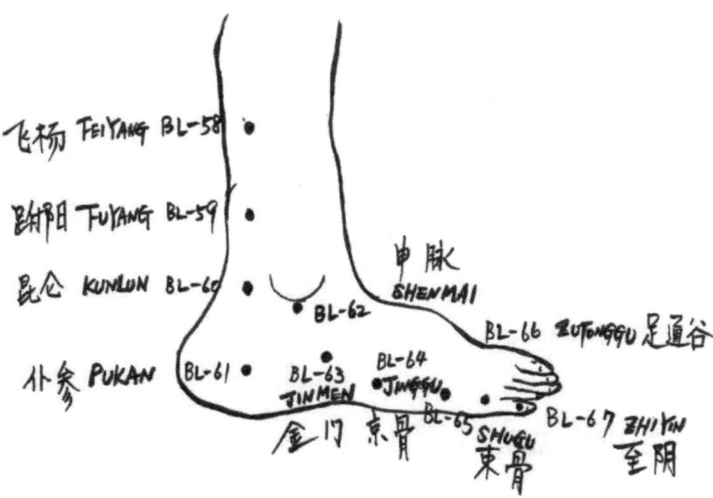

VIII. Nyremeridian i Fod-Shaoyin

足少阴肾经经穴

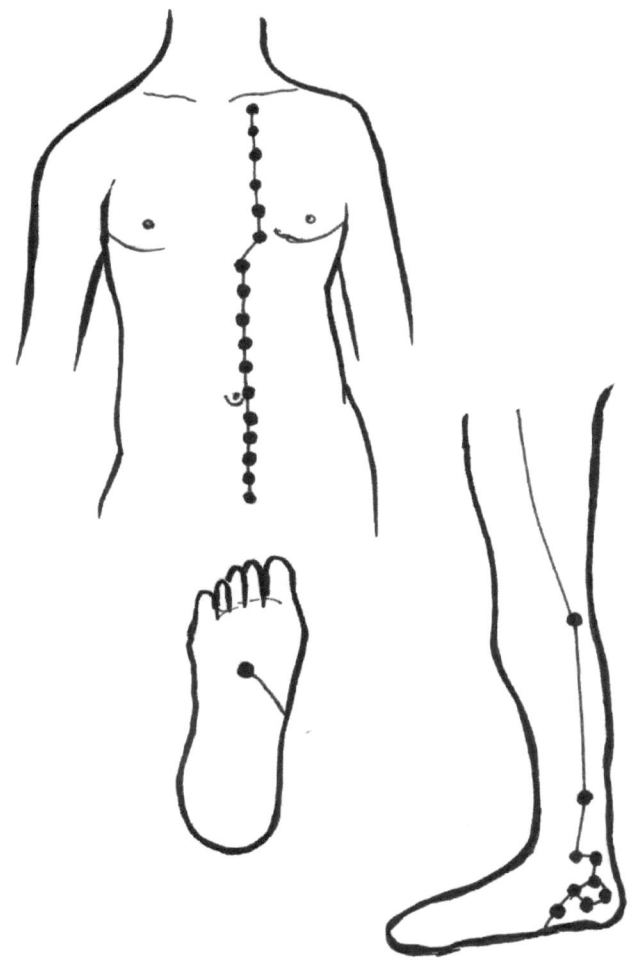

Starter i fodbuen og stiger op langs den mediale side af benet og til siden af midtlinjen af maven og brystet. Den indeholder 27 forskellige akupupunkter.

KI-1 (Yongquan 涌泉)

- På sålen af foden ved forbindelsen mellem den forreste tredjedel og bagerste to tredjedele af sålen mellem anden og tredje metatarsal knogler.

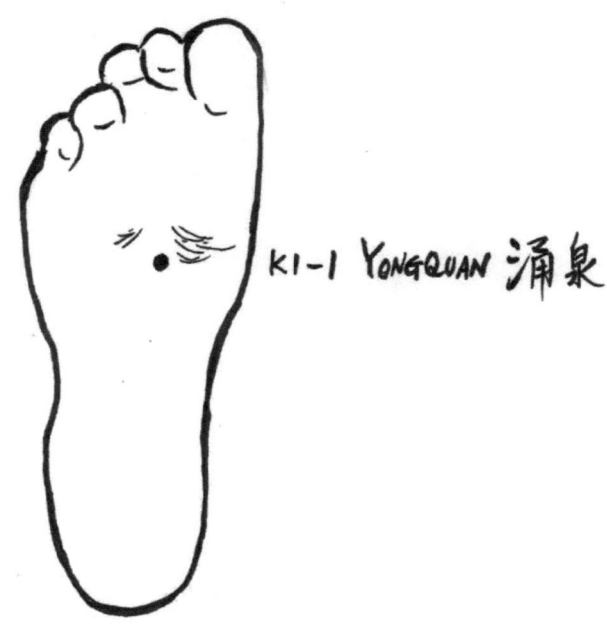

KI-2 (Rangu 然谷)

- Foran og lavere end den mediale malleolus i fordybningen på den nedre kant af tuberositas naviculare knogler.

KI-3 (Taixi 太溪)

- Yuan-source i nyremeridian.
- På den mediale malleolus i fordybningen mellem prominensen af den mediale malleolus og akillessenen.

KI-4 (Dazhong 大钟)

- Luo-forbindelsespunkt i Nyremeridian.
- 0,5 cun under og bagud for KI-3 (Taixi 太溪), på den forreste kant af den mediale side af senen calcaneus.

KI-5 (Shuiquan 水泉)

- Xi-Cleft punkt i Nyremeridian.
- 1 cun direkte under KI-3 (Taixi 太溪) i fordybningen på den mediale side af tuberositas i calcaneum.

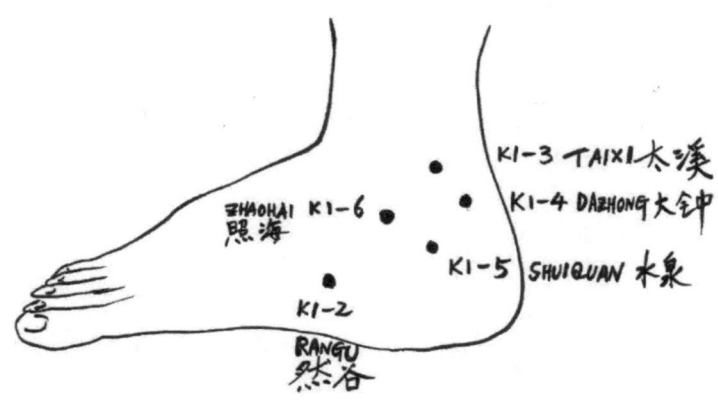

KI-6 (Zhaohai 照海)

- 1 cun under prominensen af den mediale malleolus.

KI-7 (Fuliu 复瘤)

- På fodens mediale side 2 cun højere end KI-3 (Taixi 太溪) foran akillessenen.

KI-8 (Jiaoxin 交信)

- På den mediale side af underbenet, 2 cun over KI-3 (Taixi 太溪), 0,5 cun foran KI-7 (Fuliu 复瘤).

KI-9 (Zhubin 筑宾)

- På den mediale kant af underbenet, 5 cun højere end KI-3 (Taixi 太溪), på linjen, der forbinder KI-3 (Taixi 太溪) og KI-10 (Yingu 阴谷).

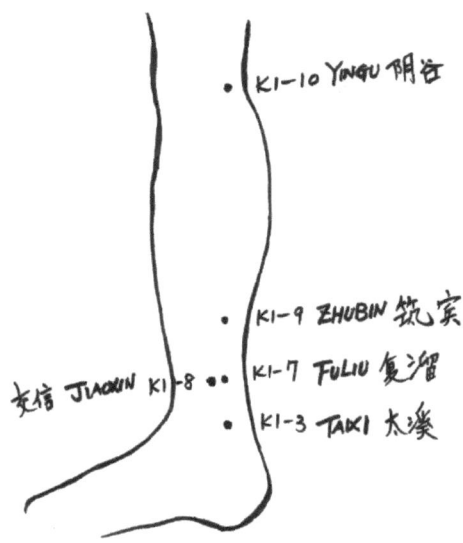

KI-10 (Yingu 阴谷)

- He-Sea punkt i Nyremeridian.

- På den mediale ende af popliteale fold, når knæet er bøjet, er punktet i medialsiden af den tværgående popliteale fossa.

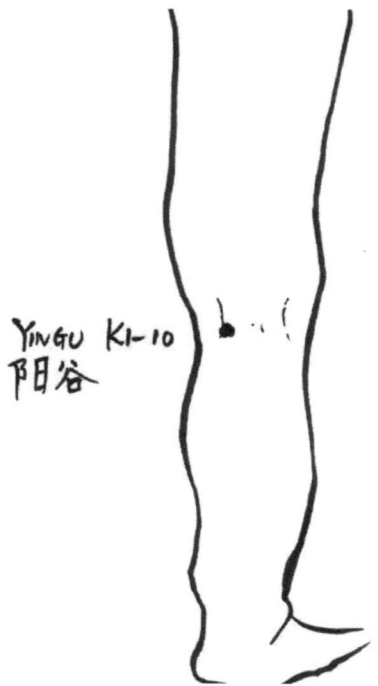

KI-11 (Henggu 横骨)

- På nedre del af maven, 5 cun under umbilicus, 0,5 cun lateralt til den forreste midtlinje.

KI-12 (Dahe 大赫)

- På den nedre del af maven, 4 cun under umbilicus, 0,5 cun lateralt til den forreste midtlinje.

KI-13 (Qixue 气穴)

- På den nedre del af maven, 3 cun under umbilicus, 0,5 cun lateralt til den forreste midtlinje.

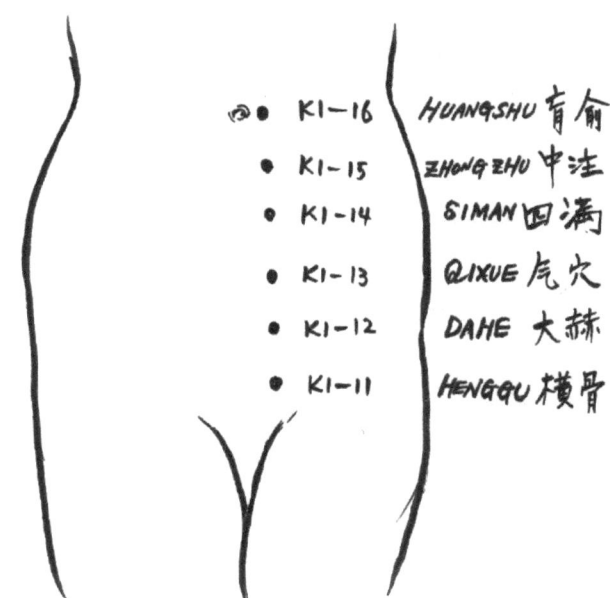

KI-14 (Siman 四满)

- På den nedre del af maven, 2 cun under umbilicus, 0,5 cun lateralt til den forreste midtlinje.

KI-15 (Zhongzhu 中注)

- På den nedre del af maven, 1 cun under umbilicus, 0,5 cun lateralt til den forreste midtlinje.

KI-16 (Huangshu 肓俞)

- På den midterste mave, 0,5 cun lateralt til midten af umbilicus.

KI-17 (Shangqu 商曲)

- På den øvre del af maven, 2 cun over umbilicus, 0,5 cun lateralt til den forreste midtlinje.

KI-18 (Shiguan 石关)

- På den øvre del af maven, 3 cun over umbilicus, 0,5 cun lateralt til den forreste midtlinje.

KI-19 (Yindu 阴都)

- På den øvre del af maven, 4 cun over umbilicus, 0,5 cun i lateralt til den forreste midtlinje.

KI-20 (Futonggu 腹通谷)

- På den øvre del af maven, 5 cun over umbilicus, 0,5 cun lateralt til den forreste midtlinje.

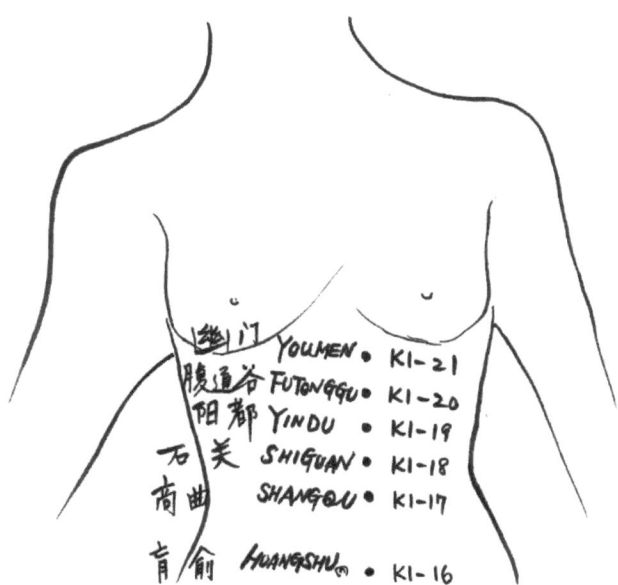

KI-21 (Youmen 幽门)

- På den øvre del af maven 6 cun over umbilicus, 0,5 cun i lateralt til midtlinjen.

KI-22 (Bulang 步廊)

- På brystet, i det femte intercostales rum, 2 cun i lateralt til midtlinjen.

KI-23 (Shenfeng 神封)

- På brystet i det fjerde intercostales rum og 2 cun lateralt til den forreste midtlinje.

KI-24 (Lingxu 灵墟)

- På brystet, i det tredje intercostales rum, og 2 cun lateralt til den forreste midtlinje.

KI-25 (Shencang 神藏)

- På brystet, i det andet intercostales rum, og 2 cun lateralt til den forreste midtlinje.

KI-26 (Yuzhong 彧中)

- På brystet i det første intercostales rum og 2 cun i lateralt til den forreste midtlinje.

KI-27 (Shufu 俞府)

- På brystet, under den nedre kant af nøglebenet, 2 cun lateralt til midtlinje.

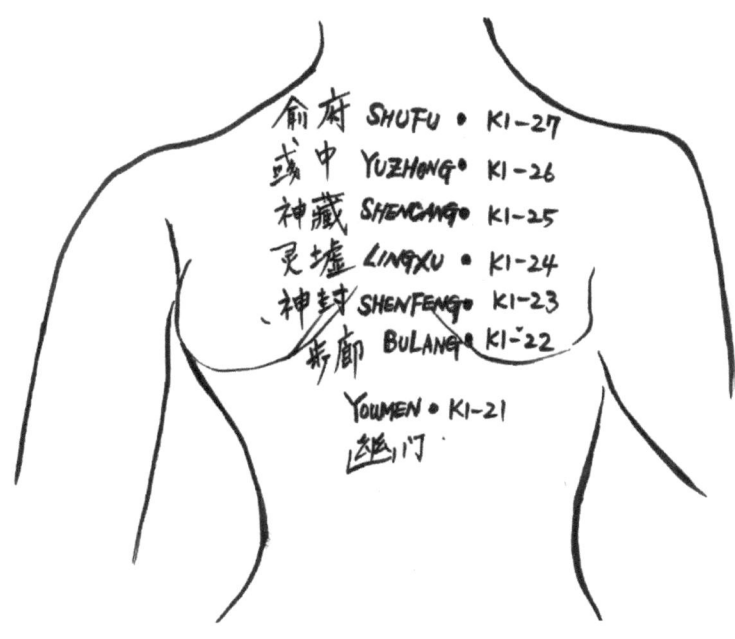

IX. Hjertesækmeridian i Hånd-Yueyin

手蕨阴心包经经穴

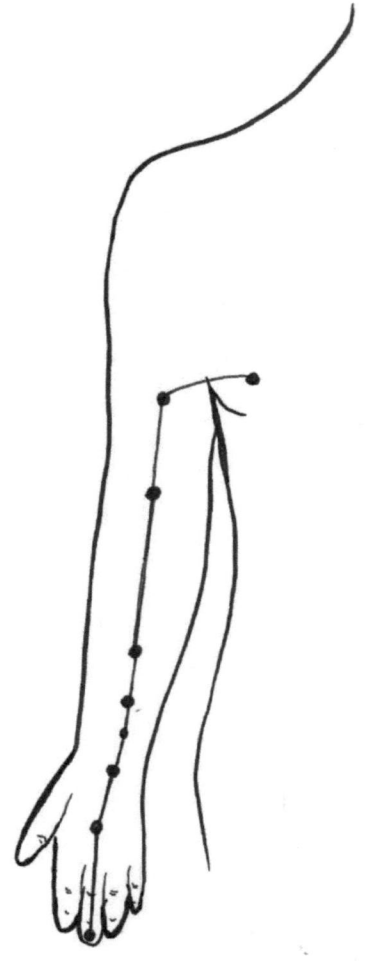

Stammer fra brystet, siden af brystvorten gennem armhulen og ned af armen til spidsen af langfingeren. Den indeholder 9 forskellige akupunkter.

P-1 (Tianchi 天池)

- På brystet, i det fjerde interkostale rum, 1 cun lateralt til brystvorten og 5 cun lateralt til den forreste midtlinje.

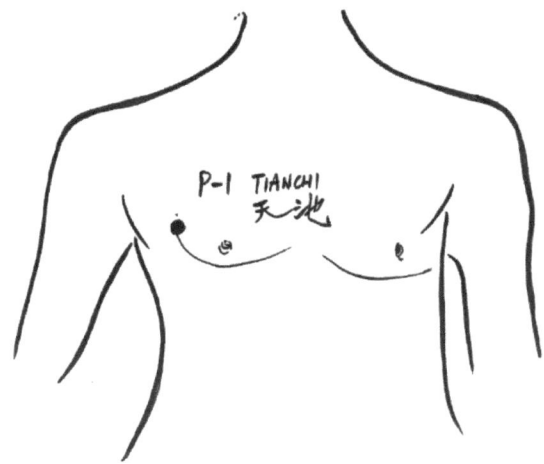

P-2 (Tianquan 天泉)

- På den mediale side af armen, 2 cun under armhule-folden, mellem de to hoveder på biceps brachii.

P-3 (Quze 曲泽)

- He-Sea punkt i Hjertesækmeridian.
- Ved midtpunkt for den tværgående cubitalis fold, i den ulnar side af senen til biceps brachii.

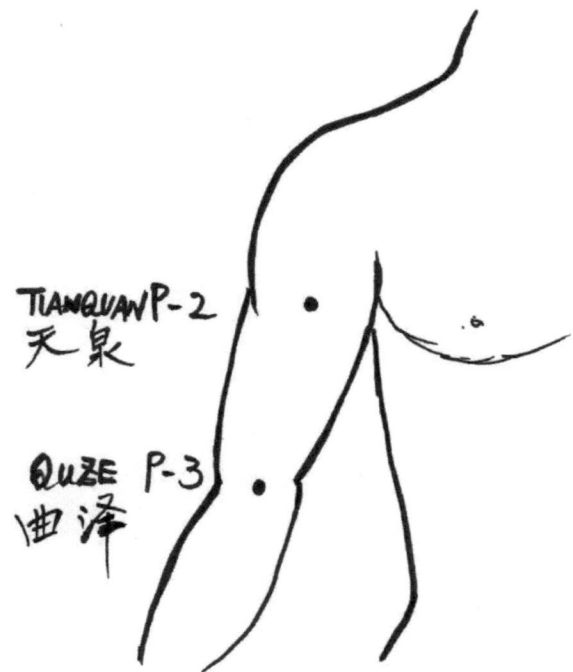

P-4 (Ximen 郄门

- På håndflade side af underarmen, 5 cun over den tværgående fold på håndleddet, på linjen,

der forbinder P-3 (Quze 曲泽) og P-7 (Daling 大
陵), mellem senerne på palmaris longus og
flexor carpi radialis.

P-5 (Jianshi 间使)

- På håndflade side af underarmen, 3 cun over
  den tværgående fold på håndleddet, på linjen,
  der forbinder P-3 (Quze 曲泽) og P-7 (Daling 大
  陵), mellem senerne på palmaris longus og
  flexor carpi radialis.

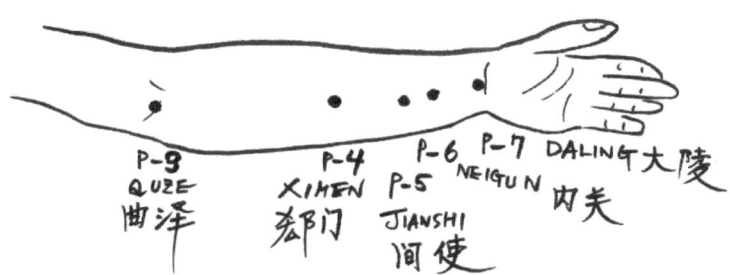

P-6 (Neiguan 内关)

- Luo-forbindelsespunkt i Hjertesækmeridian.

- Påhåndflade side af underarmen, 2 cun over den tværgående fold på håndleddet, på linjen, der forbinder P-3 (Quze 曲泽) og P-7 (Daling 大陵), mellem senerne på palmaris longus og flexor carpi radialis.

P-7 (Daling 大陵)

- Yuan-Source punkt i Hjertesæk meridian.
- På håndflade side af underarmen, midtpunktet for den tværgående fold på håndleddet, mellem senerne i palmaris longus og flexor carpi radialis.

P-8 (Laogong 劳宫)

- På håndfladen mellem den anden og tredje metacarpale knogler. Når hånden er knyttet, er lavet, er punktet under spidsen af langfingeren.

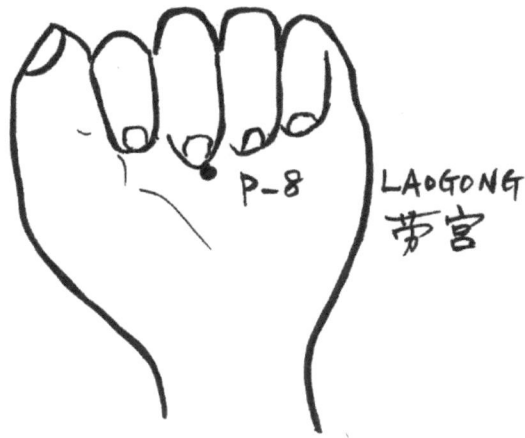

P-9 (Zhongchong 中冲)

- I midten af spidsen af langfingeren.

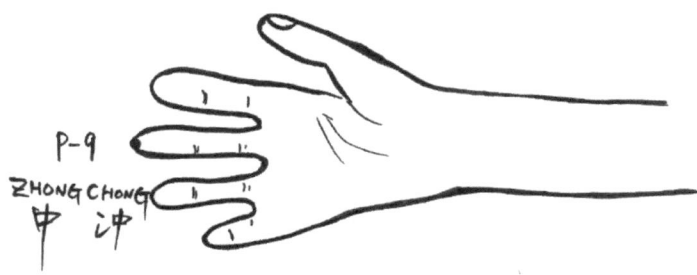

X. Sanjiaomeridian i Hånd-Shaoyang

手少阳三焦经经穴

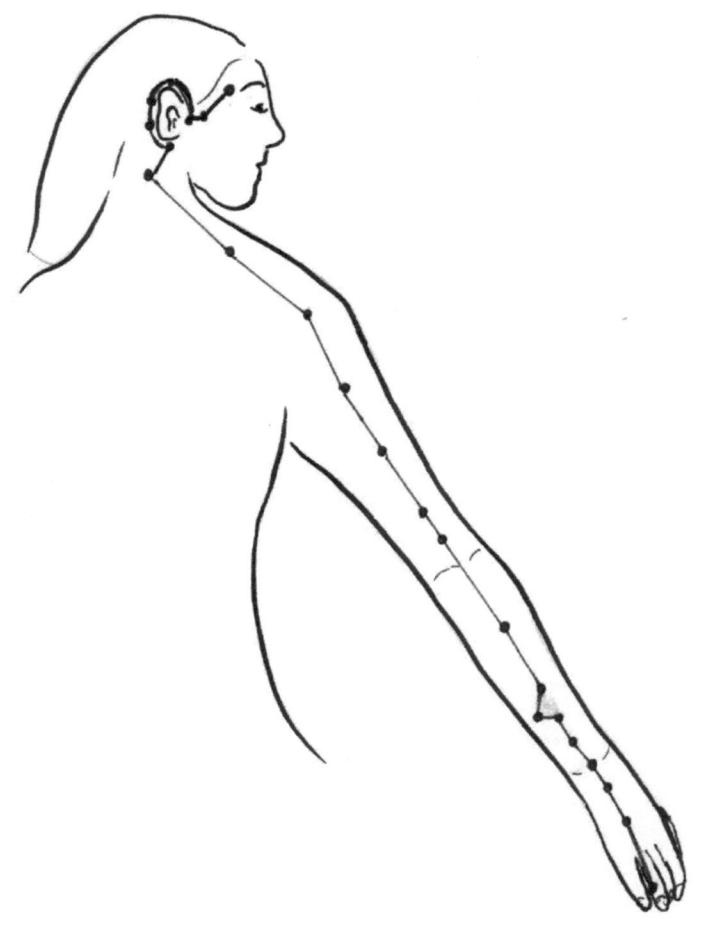

Stammer fra spidsen af ringfingeren, løber opad rygsektionen af underarmen til skulderområdet og stiger op til nakken til øret, derefter over panden, nedad til kinden til enden af øjenbrynet. Den indeholder 23 forskellige akupunkter.

SJ-1 (Guanchong 关冲)

- På ringfingerens ulnar side, 0,1 cun ved siden af neglens hjørne.

SJ-2 (Yemen 液门)

- Når den knyttede hånd klemmes, ligger den nærheden mellem ringfingeren og lillefinger.

SJ-3 (Zhongzhu 中诸)

- På håndryggen mellem fjerde og femte metacarpale knogler, i fordybningen nær ved metacarpophalangeal led, 1 cun bagved ved SJ-2 (Yemen 液门).

SJ-4 (Yangchi 阳池)

- Yuan-Source punkt i Sanjiaomeridian.
- På håndledets håndryg, i fordybningen mellem senerne i extensor digitorum communis og extensor digiti minimi.

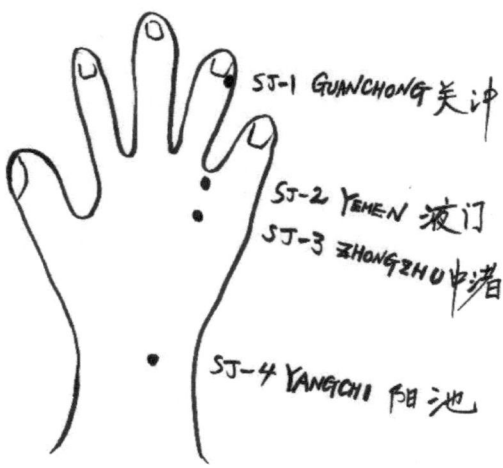

SJ-5 (Waiguan 外关)

- Luo-forbindelsespunkt i Sanjiaomeridian.
- På håndryggen af underarmen, på linjen, der forbinder SJ-4 (Yangchi 阳池) og olecranon, 2 cun proximalt til håndrygsfolden på håndleddet, mellem radius og ulna.

SJ-6 (Zhigou 支沟)

- På håndryggen af underarmen, på linjen, der forbinder SJ-4 (Yangchi 阳池) og olecranon, 3 cun proximalt til håndrygsfolden på håndleddet, mellem radius og ulna.

SJ-7 (Huizong 会宗)

- Xi-Cleft punkt i Sanjiaomeridian.
- På håndryggen af underarmen, på samme niveau med SJ-6 (Zhigou 支沟), på den radiale kant af ulna.

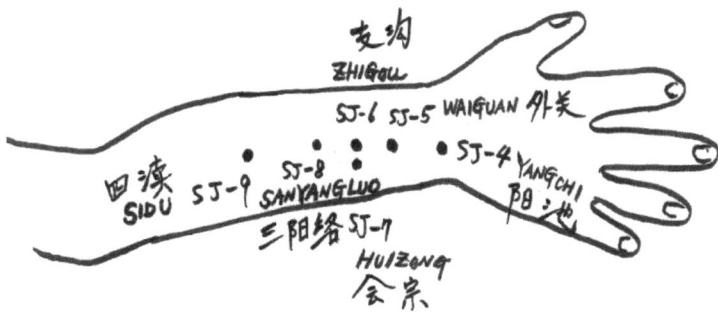

SJ-8 (Sanyangluo 三阳络)

- På håndryggen af underarmen, 4 cun over den tværgående fold, mellem ulna og radius.

SJ-9 (Sidu 四读)

- På håndryggen af underarmen, 7 cun proximalt til SJ-4 (Yangchi 阳池), i fordybningen mellem radius og ulna.

SJ-10 (Tianjing 天井)

- He-Sea punkt i Sanjiaomeridian.
- Med albuen bøjet, i fordybningen 1 cun proximalt til spidsen af olecranon.

SJ-11 (Qinglengyuan 请冷渊)

- Med albuen bøjet, 1 cun proximalt til SJ-10 (Tianjing 天井).

SJ-12 (Xiaoluo 消泺)

- På overarmen, på linjen der forbinder SJ-10 (Tianjing 天井) og SJ-14 (Jianliao 肩髎), 4 cun proximalt til SJ-10 (Tianjing 天井).

SJ-13 (Naohui 臑会)

- På lateralsiden af overarmen, på linjen der forbinder spidsen af olecranon og SJ-14

(Jianliao 肩髎), 3 cun under SJ-14 (Jianliao 肩
髎).

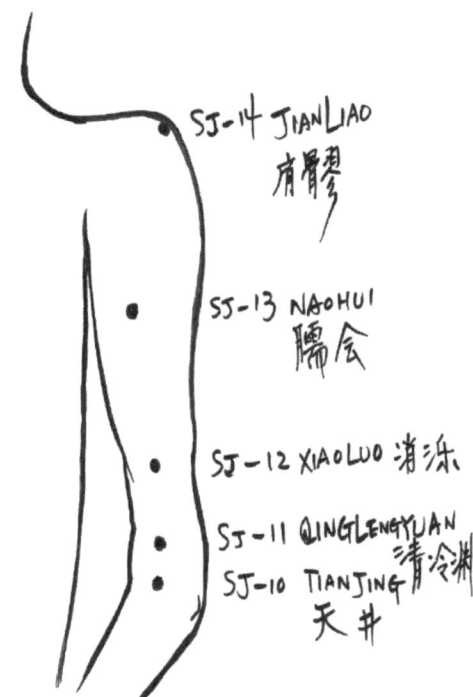

SJ-14 (Jianliao 肩髎)

- På skulderens bageste side, bagved SJ-14
  (Jianliao 肩髎), er punktet i fordybningen

under og bagved acromion, når armen abduceres (flyttes væk).

SJ-15 (Tianliao 天髎)

- På scapula, mellem GB-21 (Jianjing 肩井) og SI-13 (Quyuan 曲垣), 1 cun under GB-21 (Jianjing 肩井).

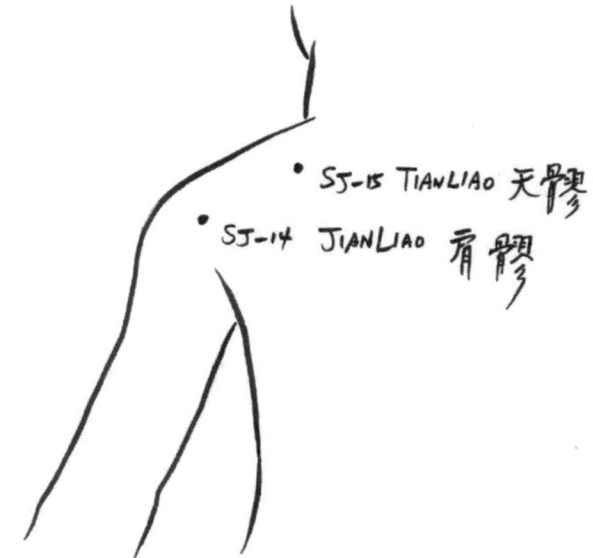

SJ-16 (Tianyou 天牖)

- På lateral siden af halsen, direkte under den bageste kant af mastoideus del af tindingebenet. På niveauet for underkæbe vinkel, på den bageste kant af den sternocleidomastoideus muskel, 1 cun under GB-12 (Wangu 完骨).

SJ-17 (Yifeng 翳风)

- Bag øreflippen, i fordybningen mellem den underkæbe og mastoideus process (prominens).

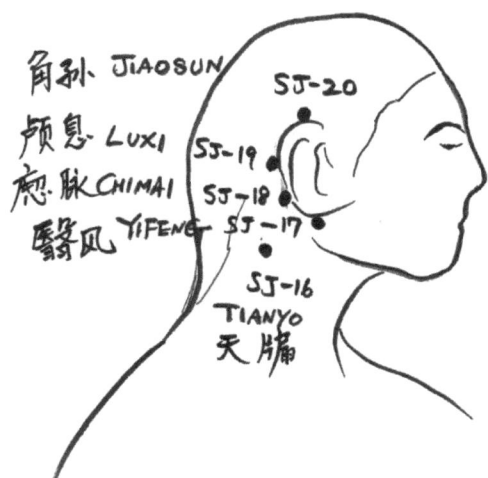

SJ-18 (Chimai 瘈脉)

- På hovedet, i fordybningen på mastoideus knogle, i krydset mellem den midterste tredjedel og nederste tredjedel af afstanden langs kurven for ørehelikonen fra SJ-17 (Yifeng 翳风) til SJ-20 (Jiaosun 角孙), og når man deler denne buede linje i tre lige store dele, og danner fire punkter.

SJ-19 (Luxi 颅息)

- På hoved, ved krydset mellem den øverste og midterste tredjedel af kurven dannet af SJ-17 (Yifeng 翳风) og SJ-20 (Jiaosun 角孙) bag felix.

SJ-20 (Jiaosun 角孙)

- Direkte over øre apex indenfor hårlinjen.

SJ-21 (Ermen 耳门)

- I ansigtet, foran til det supratragic notch, med munden åben, er punktet i fordybningen over condyloid process af mandible.

SJ-22 (Erheliao 耳和髎)

- På hovedets laterale side, er punktet krydspunktet mellem niveaulinjen fra den øverste kant af ørets rod fremad og bagerste kant af på hårlinje i tindingen.

SJ-23 (Sizhukong 丝竹空)

- I fordybningen i den laterale ende af øjenbrynet.

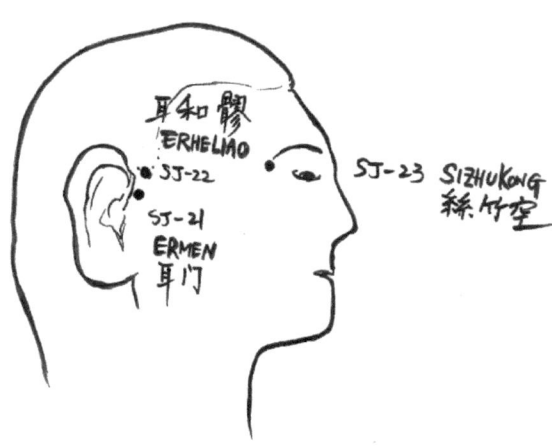

XI. Galdeblæremeridian i Fod-Shaoyang

足少阳胆经经穴

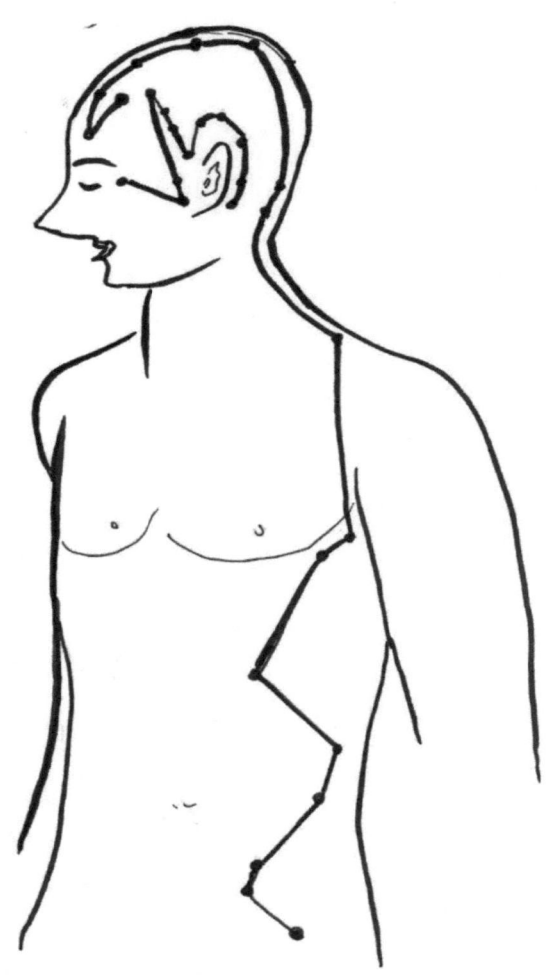

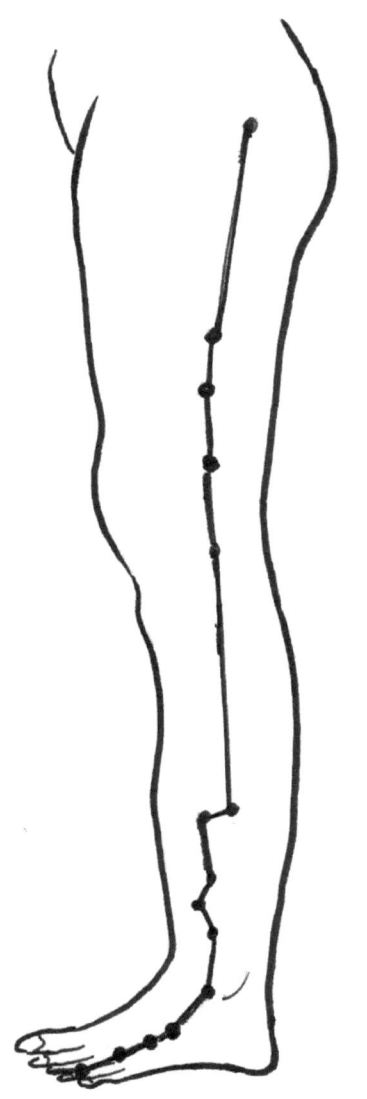

Stammer fra det ydre kanthus, stiger op til hjørnet af panden, frem og tilbage over kraniet og løber derefter ned over nakken over skulderen og zigzags frem og tilbage over brystet og maven. Derfra falder den langs det laterale aspekt af låret til knæet og når det forreste aspekt af extern malleolus og følger derefter til spidsen af fjerde tå. Den indeholder 44 forskellige akupunkter.

GB-1 (Tongziliao 瞳子髎)

- 0,5 cun lateralt til den ydre øjenkrog, i fordybningen lateralt til øjenhule.

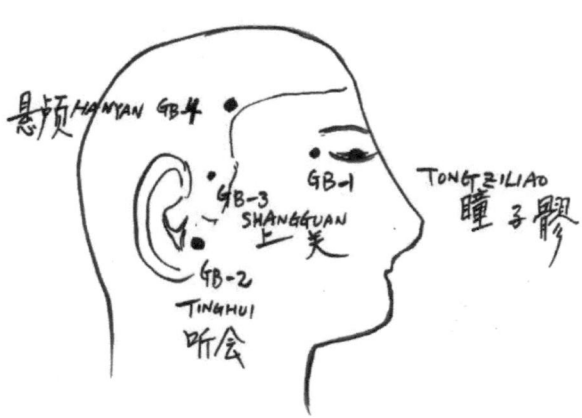

GB-2 (Tinghui 听会)

- På ansigtet, foran intretragus hak. Når munden åbnes, er punktet placeret i en fordybning, dukket op.

GB-3 (Shangguan 上关)

- Foran øret, i en fordybning over den øverste kant af den zygomatiske bue.

GB-4 (Hanyan 頜厌)

- I tindinge område inden for hårlinje i krydset mellem den øverste ¼ og nederste ¾ af den kurvede linje, der forbinder ST-8 (Touwei 头维) og GB-7 (Qubin 曲鬓).

GB-5 (Xuanlu 悬颅)

- I tindinge område inden for hårlinje midt på den kurvede linje, der forbinder ST-8 (Touwei 头维) og GB-7 (Qubin 曲鬓).

GB-6 (Xuanli 悬厘)

- I tindinge område inden for hårlinje i krydset mellem den øverste ¾ og nederste ¼ af den kurvede linje, der forbinder ST-8 (Touwei 头维) og GB-7 (Qubin 曲鬓).

GB-7 (Qubin 曲鬓)

- I tindinge område indenfor hårlinje er en pegefingerbredde foran til SJ-20 (Jiaosun 角孙).

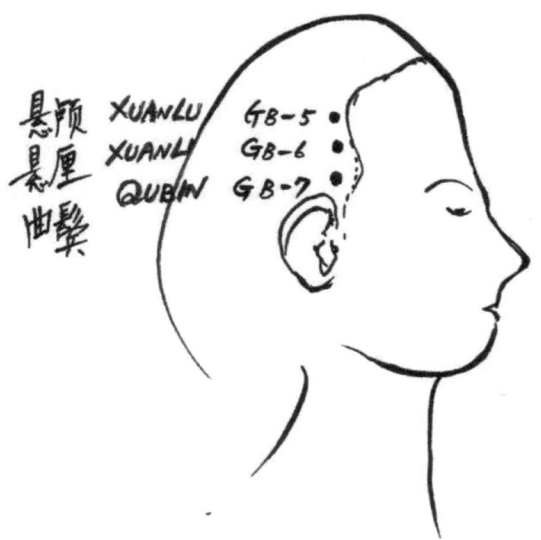

GB-8 (Shuaigu 率谷)

- På hovedet, 1,5 cun over hårlinje over SJ-20 (Jiaosun 角孙).

GB-9 (Tianchong 天冲)

- Direkte over øret i fordybningen 0,5 cun bag GB-8 (Shuaigu 率谷).

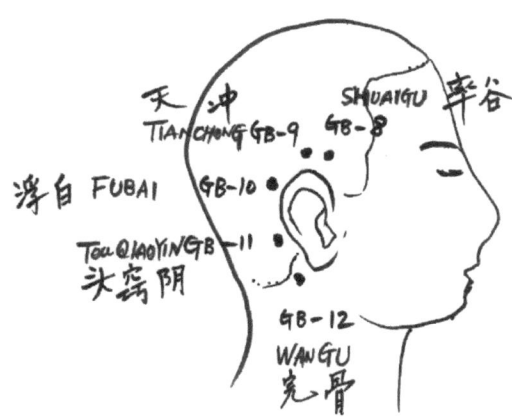

GB-10 (Fubai 浮白)

- Bageste og over mastoideus, tegne en kurvelinje af øre fra GB-9 (Tianchong 天冲) til GB-12 (Wangu 完骨) i krydset mellem den midterste tredje og øverste tredjedel af kurvelinjen.

GB-11 (Touqiaoyin 头窍阴)

- Bagved og over mastoideus ved krydset mellem den midterste tredjedel og den nederste tredjedel af den kurvelinje, der forbinder GB-9 (Tianchong 天冲) og GB-12 (Wangu 完骨).

GB-12 (Wangu 完骨)

- I fordybningen bagved og under mastoideus.

GB-13 (Benshen 本神)

- På panden, 0,5 cun i indenfor foran hårlinje, 3 cun lateralt til DU-24 (Shenting 神庭).

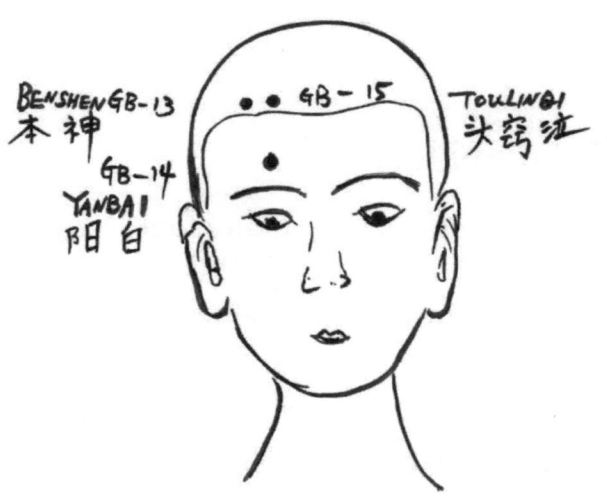

GB-14 (Yangbai 阳白)

- På panden, direkte over pupillen, 1 cun over midten af øjenbrynet.

GB-15 (Toulinqi 头临泣)

- På panden, direkte over GB-14 (Yangbai 阳白), 0,5 cun indenfor den forreste hårlinje.

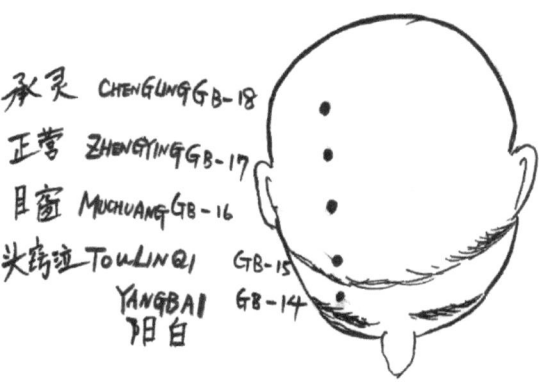

GB-16 (Muchuang 目窗)

- 1,5 cun indenfor den forreste hårlinje, 2,25 cun i lateralt til midtlinje af hovedet.

GB-17 (Zhengying 正营)

- 2,5 cun indenfor den forreste hårlinje, 2,25 cun i lateralt til midtlinje af hovedet.

GB-18 (Chengling 承灵)

- 4 cun indenfor den forreste hårlinje, 2,25 cun lateralt til midtlinje af hovedet.

GB-19 (Naokong 脑空)

- På det occipitale område, 2,25 cun lateralt til hovedets midtlinje på, niveau med DU-17 (Naohu 脑户).

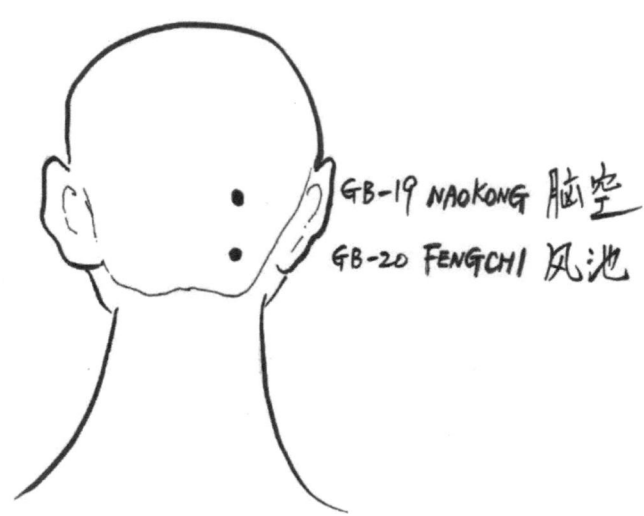

GB-19 NAOKONG 脑空
GB-20 FENGCHI 风池

GB-20 (Fengchi 风池)

- Under occiput, på samme niveau som Du-16 (Fengfu 风府), i fordybningen mellem sternocleidomastoid og trapezius musklerne.

GB-21 (Jianjing 肩井)

- På skulderen, direkte over brystvorten, midtvejs mellem DU-14 (Dazhui 大椎) og spidsen af acromion.

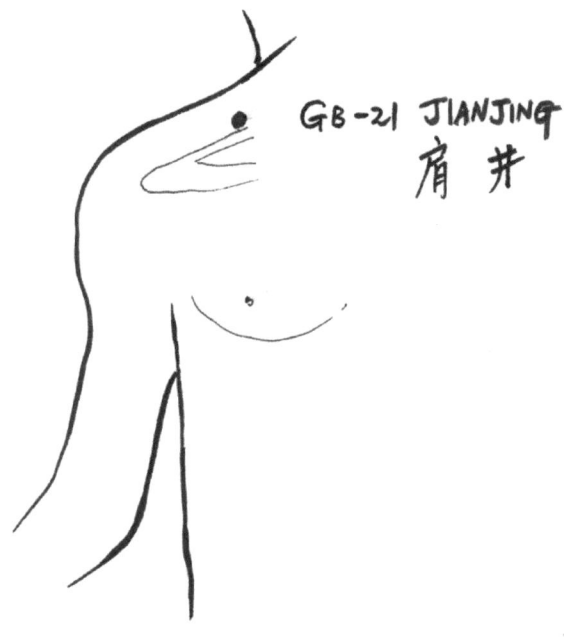

GB-22 (Yuanye 渊腋)

- På brystkassens laterale side, på den axillary midtlinje, når armen hæves, 3 cun under axilla, i niveauet af brystvorten, i det fjerde interkostale rum.

GB-23 (Zhejin 辄筋)

- 1 cun foran til GB-22 (Yuanye 渊腋), i niveauet af brystvorten, i det fjerde interkostale rum.

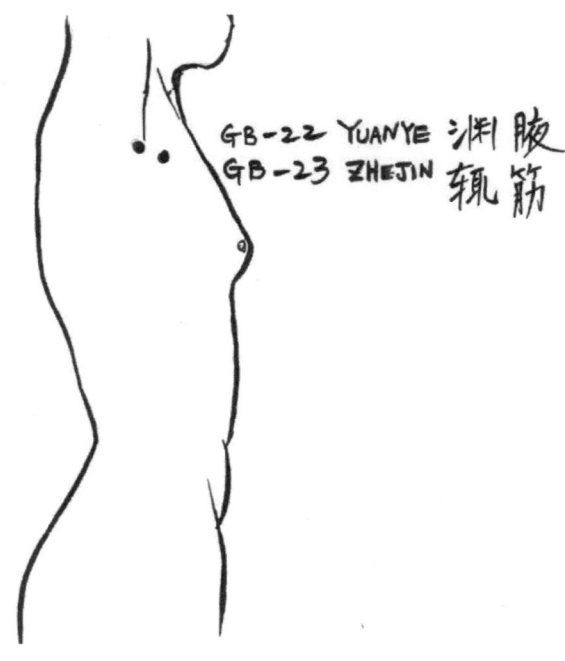

GB-24 (Riyue 日月)

- Front-Mu punkt i galdeblæren.
- Direkte under brystvorten, i det syvende interkostale rum, 4 cun lateralt til midtlinjen.

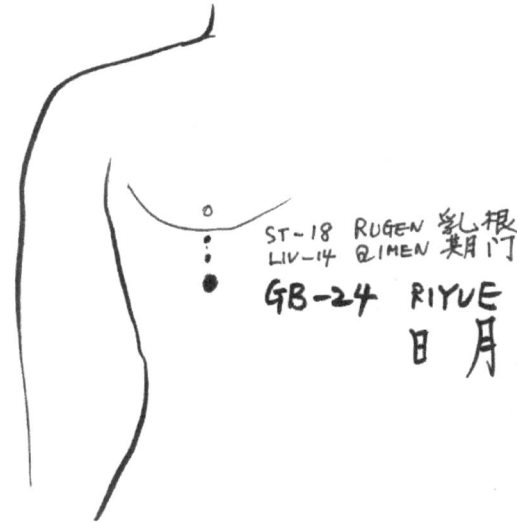

GB-25 (Jingmen 京门)

- Front-Mu punkt af Nyre.
- På den nedre kant af den frie ende af det tolvte ribben.

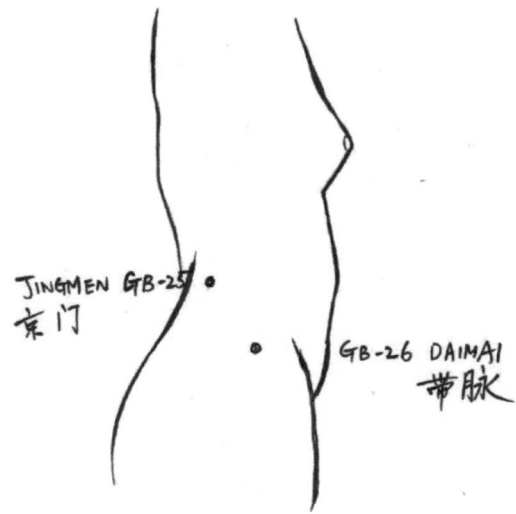

JINGMEN GB-25
京门

GB-26 DAIMAI
带脉

GB-26 (Daimai 带脉)

- På lateral side af maven, direkte under LIV-13 (Zhangmen 章门), i niveauet af umbilicus.

GB-27 (Wushu 五俞)

- På lateral side af maven, foran spina iliaca superior, 3 cun under niveauet af umbilicus, på niveau med REN-4 (Guanyuan 关元).

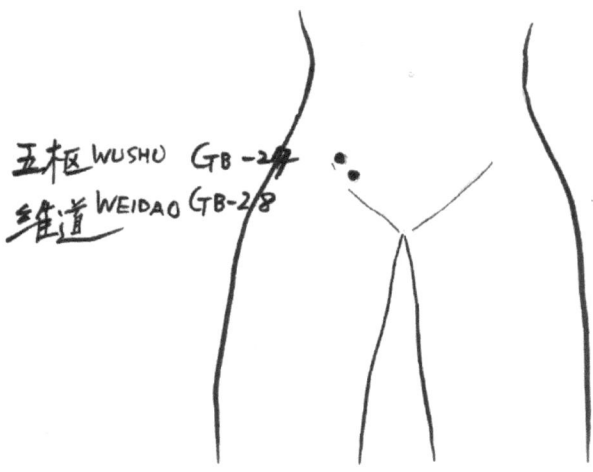

GB-28 (Weidao 维道)

- På lateral side af maven, 0,5 cun foran og under GB-27 (Wushu 五俞), på linjen parallel med lysken.

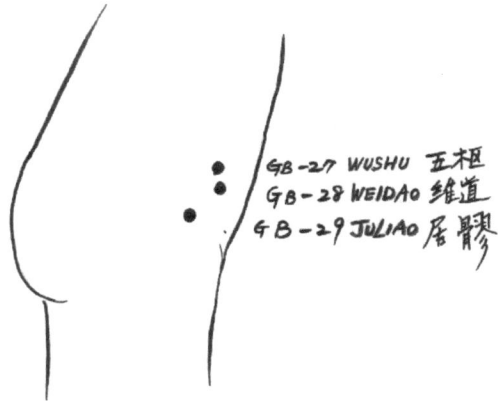

GB-29 (Juliao 居髎)

- På hoften, midt på linjen, der forbinder spina iliaca anterior superior og prominence af den store trochanter.

GB-30 (Huantiao 环跳)

- På den postero-laterale side af hofteleddet, en tredjedel af afstanden mellem prominence af den store trochanter og sacrococcygeal hiatus.

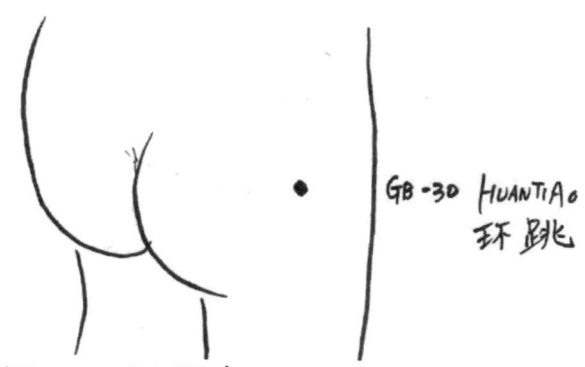

GB-31 (Fengshi 风市)

- På laterale midtlinje af låret, 7 cun højere end popliteal fold, når patienten står oprejst med armene frit hængende, er punktet spidsen af langfingeren.

GB-32 (Zhongdu 中读)

- På lateral side af låret, 2 cun under GB-31 (Fengshi 风市).

GB-33 (Xiyangguan 膝阳关)

- På lateral side af knæet, 3 cun over GB-34 (Yanglingquan 阳陵泉), i niveauet for den øvre kant af patellaen, i fordybningen over den ydre epikondyle af femur.

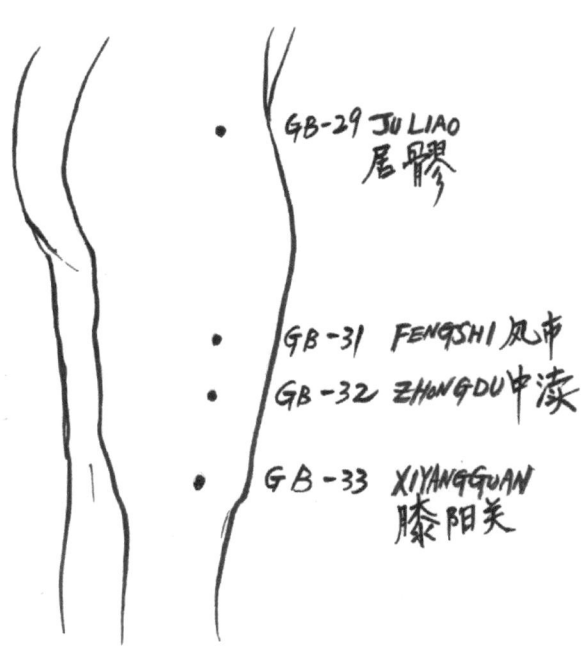

GB-34 (Yanglingquan 阳陵泉)

- He-Sea punkt i Galdeblæremeridian.
- På den laterale side af underbenet, i fordybningen forreste og underordnede hoved af fibulaen.

GB-35 (Yangjiao 阳交)

- På den laterale side af underbenet, 7 cun over prominence af lateral malleolus, på fiblaens bagerste kant.

GB-36 (Waiqiu 外丘)

- Xi-Cleft punkt i Galdeblæremeridian.
- På det laterale aspekt af underbenet, 7 cun højere end prominence af lateral malleolus, på den forreste kant af fibula.

GB-37 (Guangming 光明)

- Luo-forbindelsespunkt i Galdeblæremeridian.
- På den laterale side af underbenet, 5 cun højere end prominence af den laterale malleolus, på den forreste kant af fibula.

GB-38 (Yangfu 阳辅)

- På den laterale side af underbenet, 4 cun
  højere end prominensen af lateral malleolus,
  på den forreste kant af fibula.

GB-39 (Xuanzhong 悬钟)

- På den laterale side af underbenet, 3 cun
  højere end prominence af laterale malleolus,
  på den forreste kant af fibula.

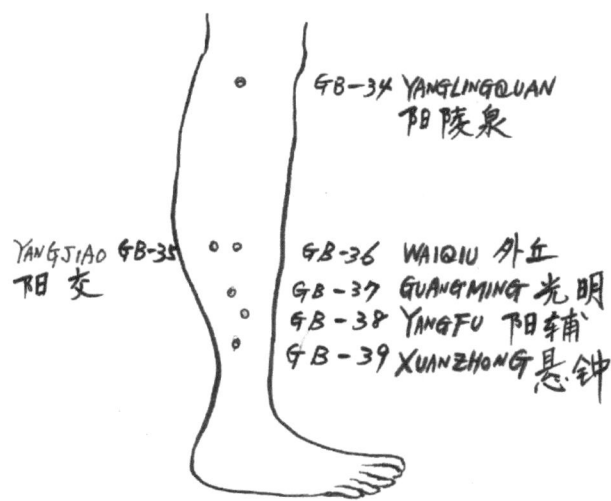

GB-40 (Qiuxu 丘墟)

- Yuan-Source punkt i Galdeblæremeridian.

- Ved ankelleddet, foran og under den laterale malleolus.

GB-41 (Zulinqi 足临泣)

- På lateral siden af fodens fodryggen, fjerde og femte metatarsus knogler i en fordybning, der er lateral til senen i extensor digitiform longus i den femte tå.

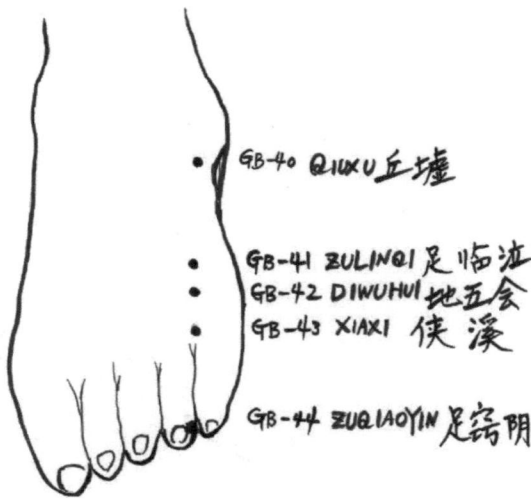

GB-42 (Diwuhui 地五会)

- Mellem fjerde og femte metatarsus knogler på den mediale side af senen til m.extensor digitorum longus.

GB-43 (Xiaxi 侠溪)

- Mellem fjerde og femte tæer, 0,5 cun proximalt til margen til folden.

GB-44 (Zuqiaoyin 足窍阴)

- På lateral side af fjerde tå, 0,1 cun fra hjørnet af neglen.

XII.   Livermeridian i Fod-Jueyin

足厥阴肝经经穴

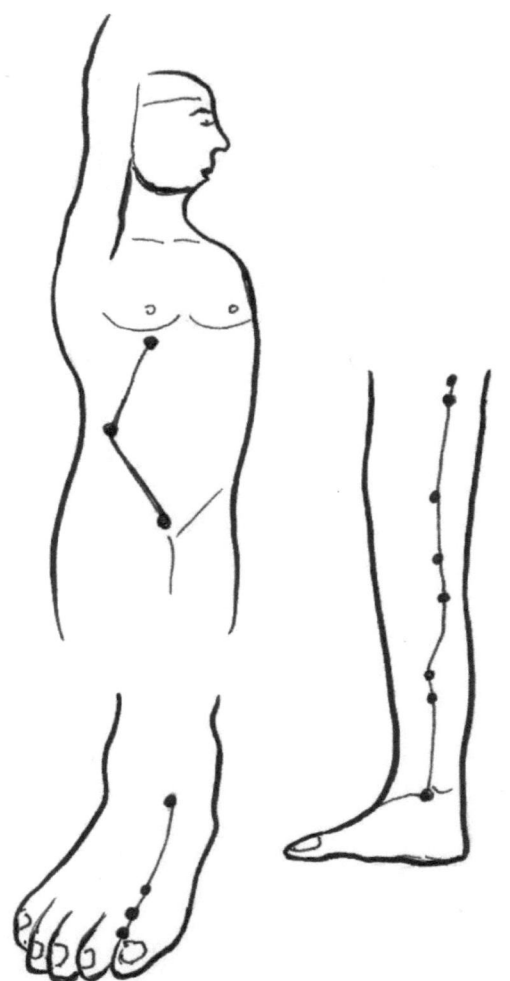

Stammer fra fodryggen område af den store tå og løber derefter opad langs foden, benet til lysken og løber derefter opad omkring maven op til lige under brystvorten. Den indeholder 14 forskellige akupunkter.

LIV-1 (Dadun 大敦)

- På lateralsiden af ryggen af den store tå, dorsum, 0,1 cun ved siden af neglens hjørne.

LIV-2 (Xingjian 行间)

- På lateral side af fodryggen, mellem første og anden tå, 0,5 cun proximalt til huden mellem tæerne fold.

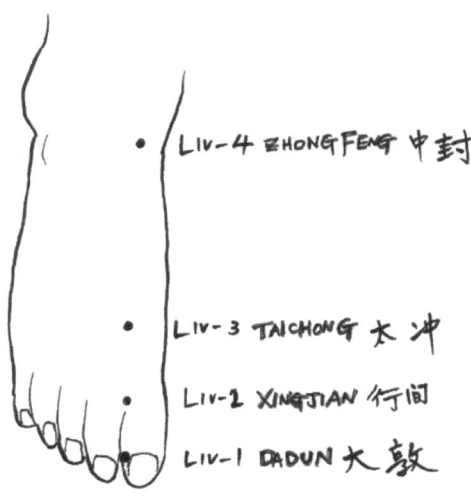

LIV-4 ZHONGFENG 中封

LIV-3 TAICHONG 太冲

LIV-2 XINGJIAN 行间

LIV-1 DADUN 大敦

LIV-3 (Taichong 太冲)

- Yuan-Source i Levermeridian.
- På fodryggen, i fordybningen distalt til krydset, mellem den første og anden metatarsus knogler.

LIV-4 (Zhongfeng 中封)

- På ankel, foran den mediale malleolus, i fordybningen på den mediale side af senen til m.tibialis anterior.

LIV-5 (Ligou 蠡溝)

- Luo-forbindelsespunkt i Levermeridian.
- 5 cun over prominensen af den mediale malleolus midt i det mediale aspekt af skinnebenet.

LIV-6 (Zhongdu 中都)

- Xi-Cleft i Levermeridian.
- 7 cun over prominensen af den mediale malleolus på midtlinjen af det mediale aspekt af skinnebenet.

LIV-7 (Xiguan 膝关)

- Bagved og under den mediale epikondyle af skinnebenet, 1 cun bag SP-9 (Yinlingquan 阴陵泉).

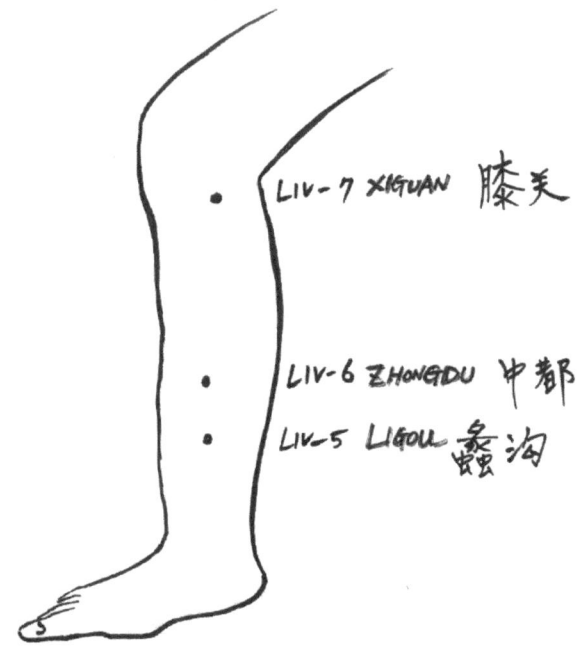

LIV-8 (Ququan 曲泉)

- He-Sea punkt i levermeridian.
- Når knæet er bøjet, i fordybningen over den mediale ende af den tværgående fold i knæled.

LIV-9 (Yinbao 阴包)

- På den mediale side af låret, direkte over den mediale epikondyle af lårbenet, 4 cun over LIV-8 (Ququan 曲泉).

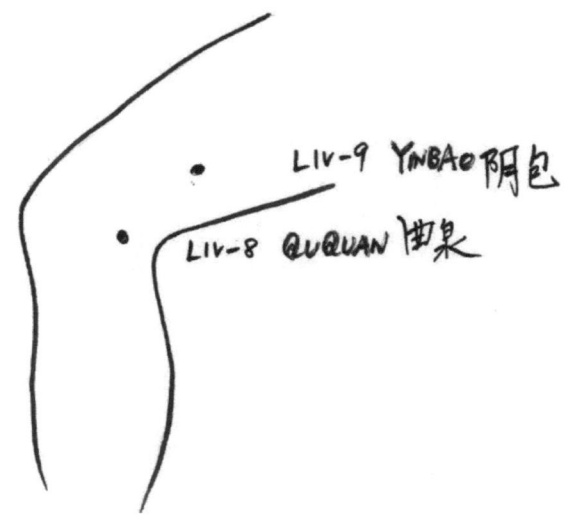

LIV-10 (Zuwuli 足五里)

- 3 cun direkte under ST-30 (Qichong 气冲), i den proksimale ende af låret, under skambenet og på den latale kant af m.adductor longus.

LIV-11 (Yinlian 阴廉)

- 2 cun direkte under ST-30 (Qichong 气冲), i den proksimale ende af låret, under skambenet og på den latale kant af m.adduktor longus.

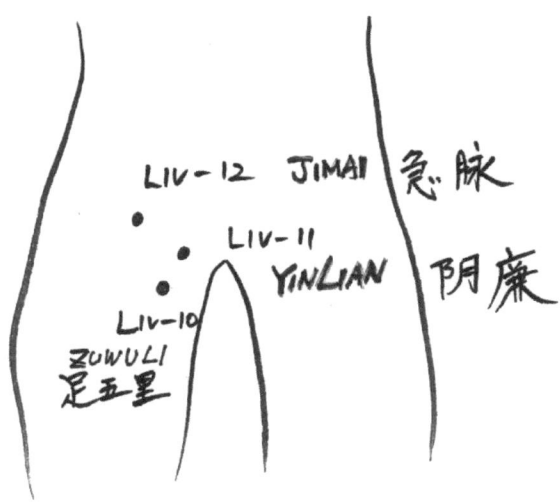

LIV-12 (Jimai 急脉)

- 2,5 cun lateralt til midten af den nedre kant af pubic symphysis, 1 cun under Ren-2 (Qugu 曲骨).

LIV-13 (Zhangmen 章门)

- På lateral side af maven, når patienten bøjer albuen, og berører spidsen af albuen til det hypokondriske område, spidsen af albuen.

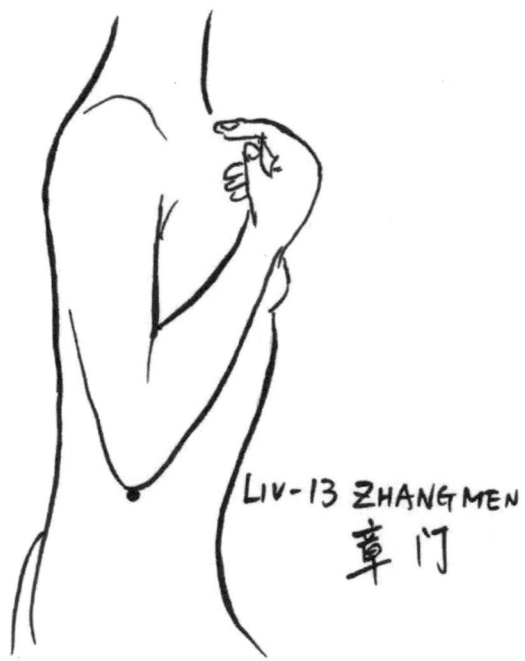

LIV-13 ZHANGMEN
章门

LIV-14 (Qimen 期门)

- Front-Mu punkt i Levermeridian.

- Direkte under brystvorten, i det sjette interkostale rum, 4 cun lateralt til midtlinjen.

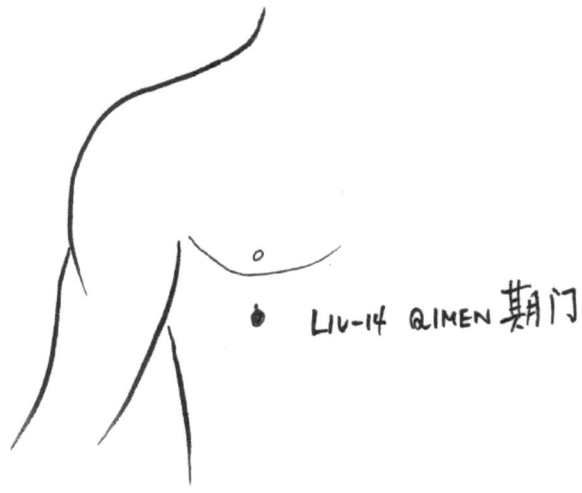

LIV-14 QIMEN 期门

XIII. Du meridian punkt 督脉经穴

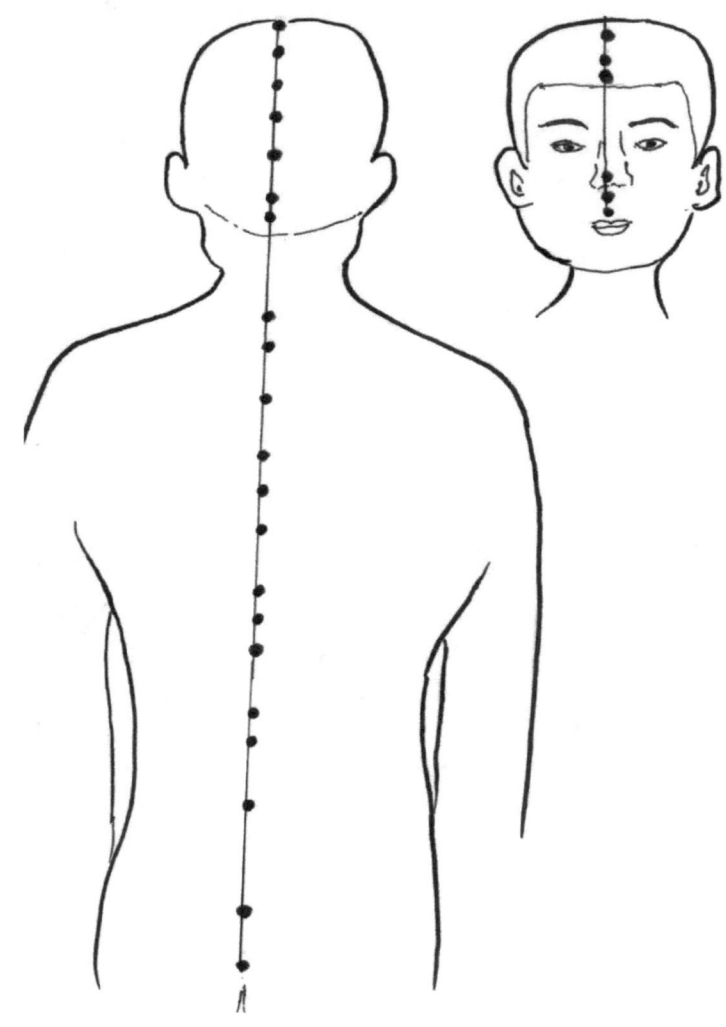

Stammer fra nedre del af maven og kommer ud fra perineum og løber lige op i rygsøjlen til nakken, over kraniet til over læben. Den indeholder 28 forskellige akupunkter.

DU-1 (Changqiang 长强)

- Luo-forbindelsespunkt i Du meridian.
- Ved midtpunktet mellem spidsen af coccyx og anus.

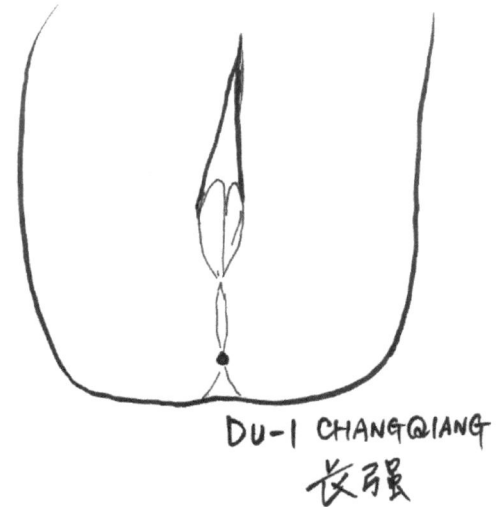

DU-1 CHANGQIANG
长强

DU-2 (Yaoshu 腰俞)

- På sacrum, på midtlinjen, ved sacro-coccygeal hiatus.

DU-3 (Yaoyangguan 腰阳关)

- På nedre del af ryggen, i fordybningen under torntappen i den fjerde lændehvirvel.

DU-4 (Mingmen 命门)

- På nedre del af ryggen, i fordybningen under torntappen i den anden lændehvirvel.

DU-5 (Xuanshu 悬俞)

- På nedre del af ryggen, i fordybningen under torntappen i den første lændehvirvel.

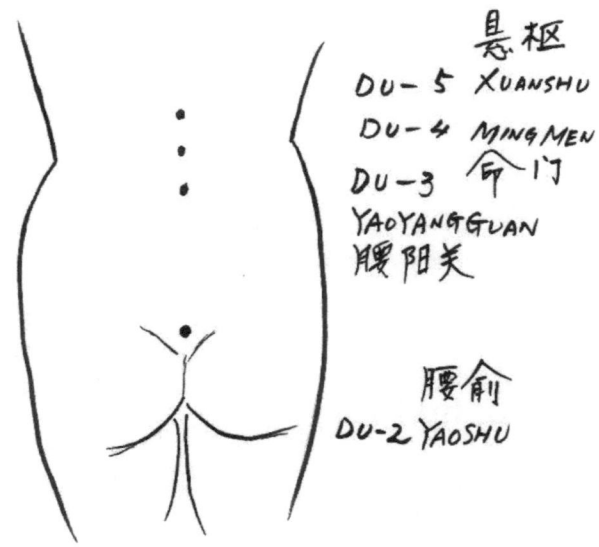

DU-6 (Jizhong 脊中)

- På ryggen, i fordybningen under torntappen i den ellevte thoracicae vertebrae.

DU-7 (Zhongshu 中俞)

- På ryggen, i fordybningen under torntappen i den tiende thoracicae vertebrae.

DU-8 (Jinsuo 筋缩)

- På ryggen, i fordybningen under torntappen i den niende thoracicae vertebrae.

DU-9 (Zhiyang 至阳)

- På ryggen, i fordybningen under torntappen i den syvende thoracicae vertebrae.

DU10 (Lingtai 灵台)

- På ryggen, i fordybningen under torntappen i den sjette thoracicae vertebrae.

DU-11 (Shendao 神道)

- På ryggen, i fordybningen under torntappen i den femte thoracicae vertebrae.

DU-12 (Shenzhu 身柱)

- På ryggen, i fordybningen under torntappen i den tredje thoracicae vertebrae.

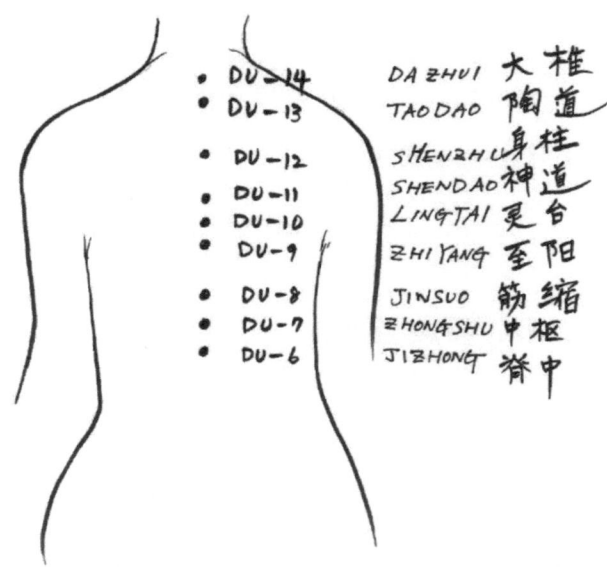

DU-13 (Taodao 陶道)

- På ryggen, i fordybningen under torntappen i den første thoracicae vertebrae.

DU-14 (Dazhui 大椎)

- " Sea of Qi " punkt.

- Mødepunkt af Du meridian med Seks Yang meridian.
- På niveau med skulderen i fordybningen under torntappen i den syvende cervicales vertebrae.

DU-15 (Yamen 哑门)

- På nakken, 0,5 cun over midterste del af den bageste hårlinje, under den første cervicales vertebrae.

DU-16 (Fengfu 风府)

- "Sea of Marrow" punkt.
- På halsen, 1 cun over midten af den bageste hårlinje, under den ydre occipitalis protuberantia.

DU-17 (Naohu 脑户)

- På hovedet, 2,5 cun over midtpunktet del af den bageste hårlinje, 1,5 cun over DU-16 (Fengfu 风府), i fordybningen over ydre occipitalis protuberantia.

DU-18 (Qiangjian 强间)

- På hovedet, 4 cun over midtpunktet for den bageste hårlinje, 1,5 cun over DU-17 (Naohu 脑户).

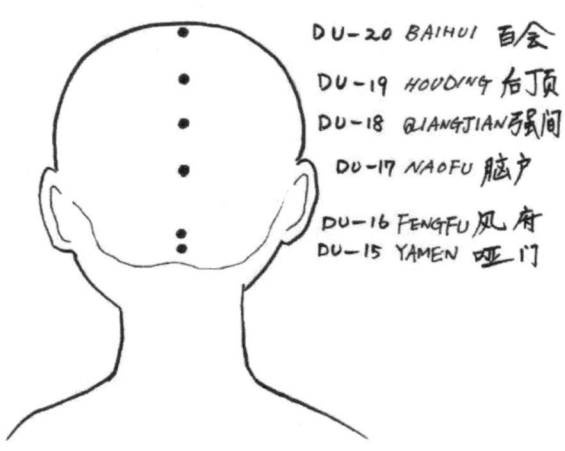

DU-20 BAIHUI 百会
DU-19 HOUDING 后顶
DU-18 QIANGJIAN 强间
DU-17 NAOFU 脑户
DU-16 FENGFU 风府
DU-15 YAMEN 哑门

DU-19 (Houding 后顶)

- På hovedet, 5,5 cun over midterste del af den bageste hårlinje, 1,5 cun over DU-18 (Qiangjian 强间).

DU-20 (Baihui 白会)

- "Sea of Marrow" punkt.

- På midtlinje af hovedet, 5 cun over midtpunktet på den forreste hårlinje, ved midtpunktet af linjen, der forbinder spidserne af begge ører.

DU-21 (Qianding 前顶)

- På hovedet 3,5 cun over midtpunktet for den forreste hårlinje, 1,5 cun foran til DU-20 (Baihui 白会).

DU-22 (Xinhui 囟会)

- På hovedet, 2 cun over midtpunktet for den forreste hårlinje, 3 cun foran til DU-20 (Baihui 白会).

DU-23 (Shangxing 上星)

- På hovedet, 1 cun over midtpunktet på den forreste hårlinje.

DU-24 (Shenting 神庭)

- Øverst på hovedet, 0,5 cun over midtpunktet på den forreste hårlinje.

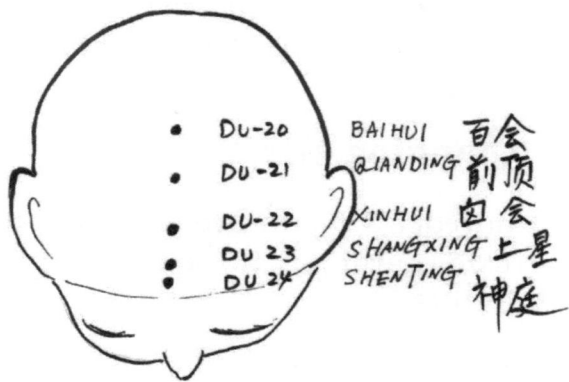

DU-25 (Suliao 素髎)

- I ansigtet, på spidsen af næsen.

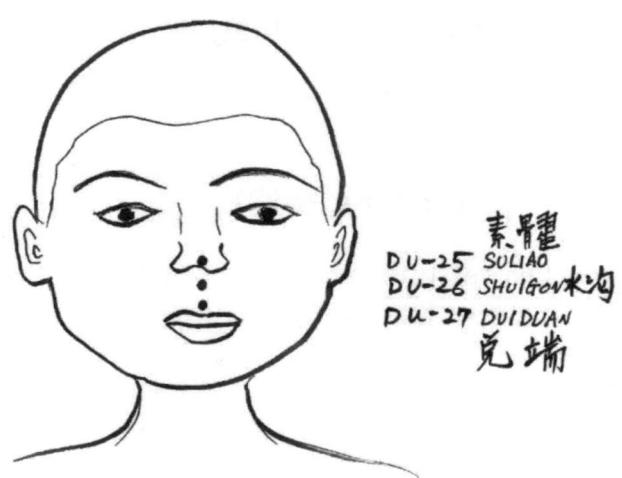

DU-26 (Shuigou 水沟)

- Over overlæben på midtlinjen ved krydset mellem den øverste tredjedel og den midterste tredjedel af philtrum.

DU-27 (Duiduan 兑端)

- I krydset mellem den nedre ende af philtrum og overlæben.

DU-28 (Yinjiao 龈交)

- Inde i overlæben ved krydset mellem labial frenum og øvre tandkød.

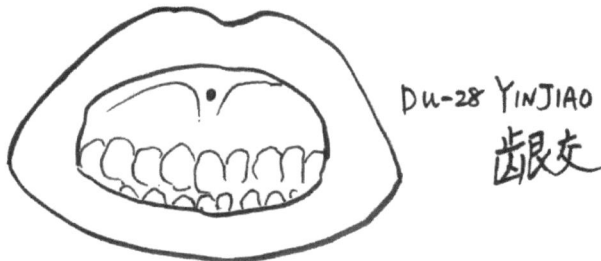

DU-28 YINJIAO
龈交

XIV. Ren meridian punkt 任脉经穴

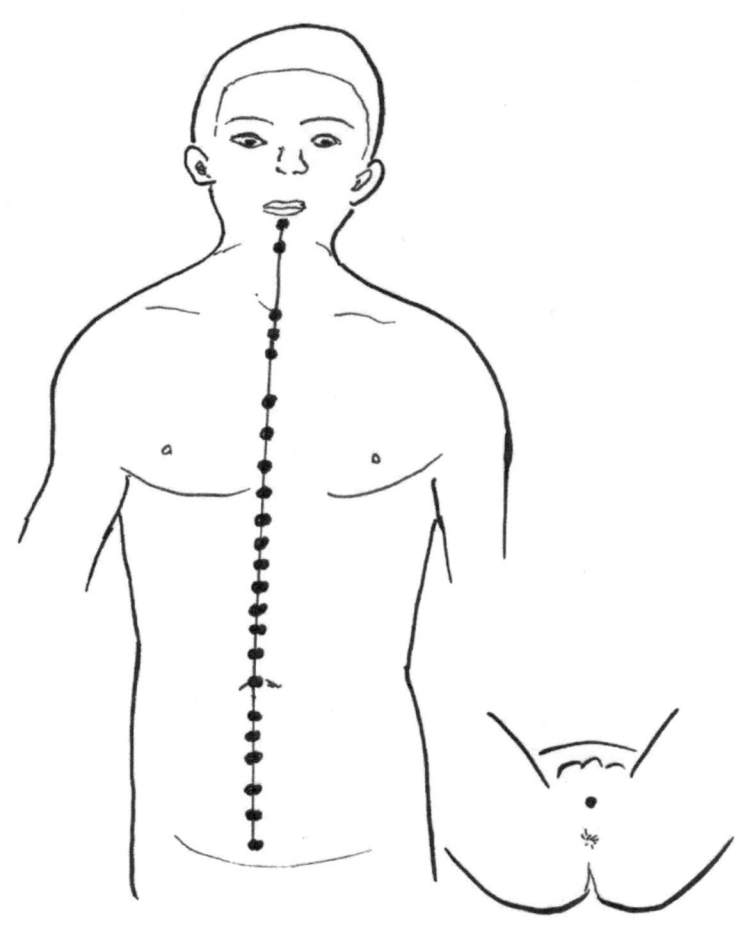

Starter over midten af pubes område og stiger lige op i midten af kroppen til under underlæben. Den indeholder 24 forskellige akupunkter.

REN-1 (Huiyin 会阴)

- På perineum, mellem anus og rod af scrotum hos mænd og mellem anus og bageste commissure af labia hos kvinder.

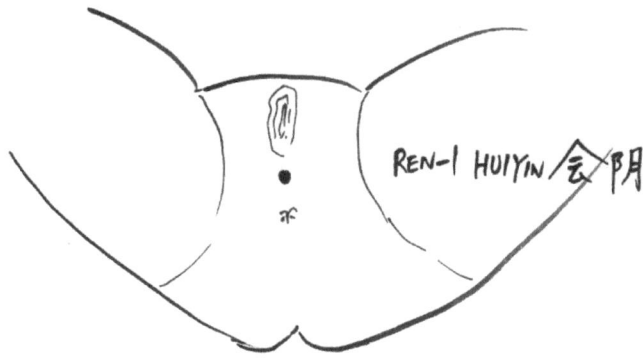

REN-2 (Qugu 曲骨)

- På nedre del af maven, på den forreste midtlinje, midtpunktet for den øvre kant af skambens-symfysen.

REN-3 (Zhongji 中极)

- Front-Mu punkt i Blæren.
- På den nedre del af maven, 4 cun under umbilicus.

REN-4 (Guanyuan 关元)

- Front-Mu punkt af Tyndtarmen.
- På den nedre del af maven, 3 cun under umbilicus.

REN-5 (Shimen 石门)

- Front-Mu punkt af Sanjiao.
- På den nedre del af maven, 2 cun under umbilicus.

REN-6 (Qihai 气海)

- "Sea of Qi".
- På nedre del af maven, 1,5 cun under umbilicus.

REN-7 (Yinjiao 阴交)

- På den nedre del af maven, 1 cun under umbilicus.

REN-8 (Shenque 神阙)

- I midten af umbilicus.

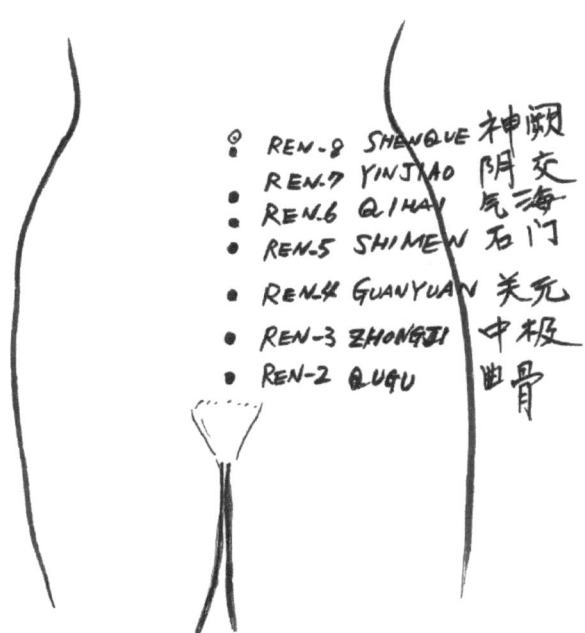

REN-9 (Shuifen 水分)

- I øvre del af maven, 1 cun over umbilicus.

REN-10 (Xiawan 下脘)

- På den øvre del af maven, 2 cun over umbilicus.

REN-11 (Jianli 建里)

- På den øvre del af maven, 3 cun over umbilicus.

REN-12 (Zhongwan 中脘)

- Front-Mu punkt på maven.
- På den øvre del af maven, 4 cun over umbilicus.

REN-13 (Shangwan 上脘)

- På den øvre del af maven, 5 cun over umbilicus.

REN-14 (Juqueju 巨阙)

- Front-Mu punkt i hjertet.
- På den øver del af maven, 6 cun over umbilicus.

REN-15 (Jiuwei 鸠尾)

- Luo-forbindelsespunkt for "Conception" meridian.
- På øvre del af maven, 7 cun over umbilicus, 1 cun under sternocostales vinkel.

REN-16 (Zhongting 中庭)

- På brystet, på midten af sternocostales vinkel.

REN-17(Shanzhong 膻中)

- Front Mu-punkt på Hjertesæk.

- På niveauet for det fjerde intercostale rum, midtpunkt på linjen, der forbinder begge brystvorter.

REN-18 (Yutang 玉堂)

- På midtlinjen af brystet, på niveau med det tredje intercostale rum.

REN-19 (Zigong 紫宫)

- På midtlinje af brystet, på niveau med det andet intercostale rum.

REN-20 (Huagai 华盖)

- På midten af brystet, på niveau med det første intercostale rum.

REN-21 (Xuanji 璇玑)

- På brystet, i midten af den sternum handle (manubrium), 1 cun bagved med REN-22 (Tiantu 天突).

REN-22 (Tiantu 天突)

- På halsen, i midten af den fossa jugularis sternalis (suprasternal fossa).

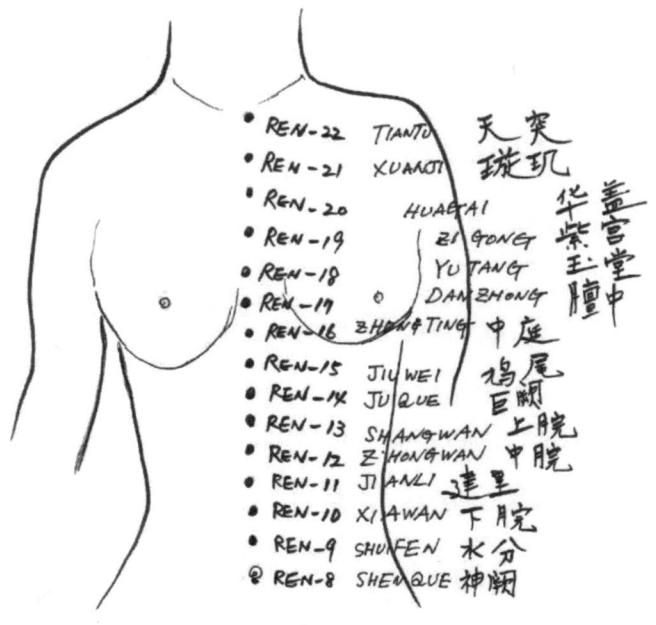

REN-23 (Lianquan 廉泉)

- På halsen, på den forreste midtlinje, i fordybningen over tungebenet.

REN-24 (Chengjiang 承浆)

- I ansigtet, i fordybningen midt i den mentolabiale rille.

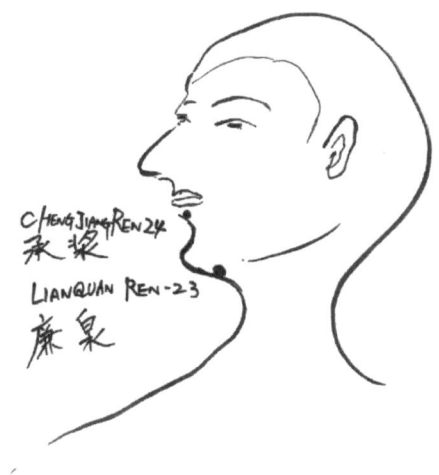

Afsnit 4 Placering af de ekstraordinære punkter
常用经外奇穴定位

(1). Hoved- og Halspunkter 头颈部穴
EX-HN1 Sishencong 四神聪

- Fire punkter på hoved 1 cun henholdsvis, anterior og lateralt til DU-20 (Baihui 白会).

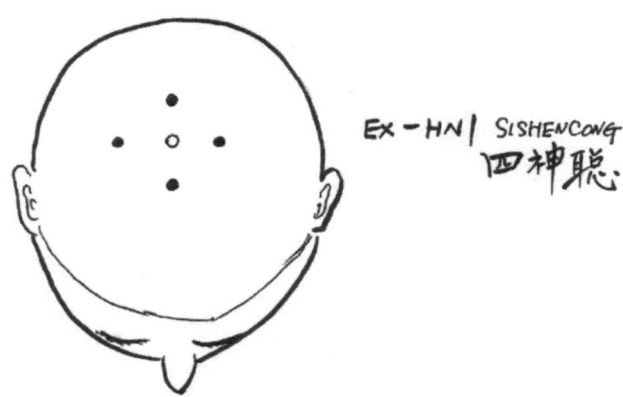

EX-HN2 Dangyang 当阳

- I den forreste del af hovedet, direkte over pupillen, 0,5 cun over GB-15 (Toulinqi 头临泣).

EX-HN3 Yintang 印堂

- På panden, midtpunktet mellem de to øjenbryn.

EX-HN4 Yuyao 鱼腰

- På panden, direkte over pipillen, i midten af øjenbryne.

EX-HN5 Taiyang 太阳

- I tindingedelen af hovedet, i fordybningen 1 cun bag midtpunktet mellem øjenbrynets laterale ende og den ydre øjenkrog.

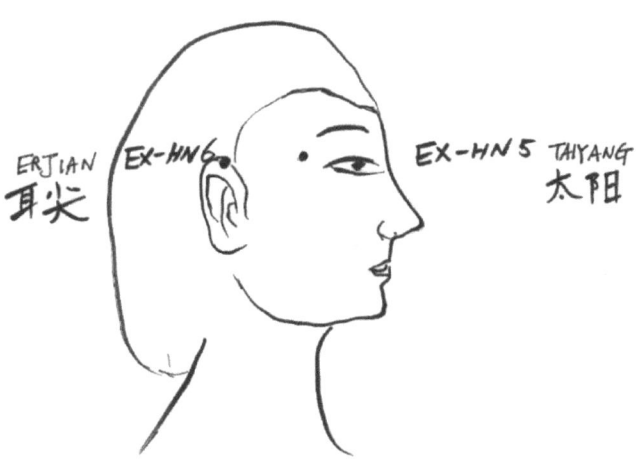

EX-HN6 Erjian 耳尖

- Når øret er foldet frem, er punktet placeret ved ørets apex.

EX-HN7 Qiuhou 球后

- På ansigtet, ved krydset mellem den laterale fjerdedel og mediale tre fjerdedele af infraorbitalis margo.

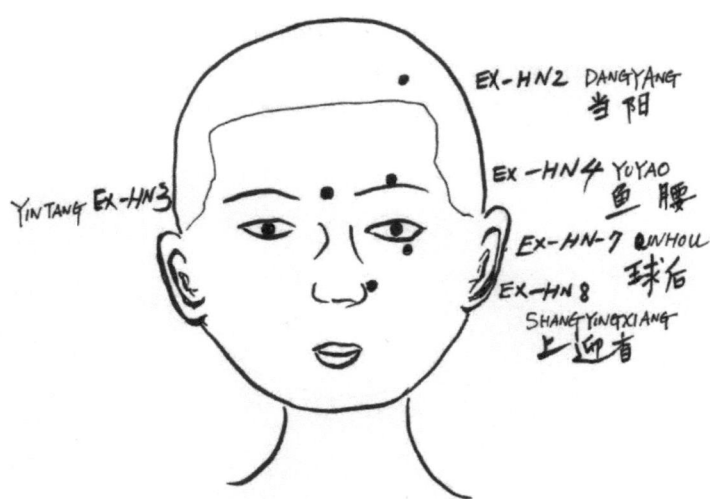

EX-HN8 Shangyingxiang 上迎香

- På ansigtet, i den øverste ende af den nasuslabium (nasolabial) rille.

EX-HN9 Neiyingxiang 内迎香

- I næsebor, i krydset mellem næse brusk og næse concha (conchae nasales).

EX-HN10 Juquan 聚泉

- I munden, midt på midtlinjen på tungen.

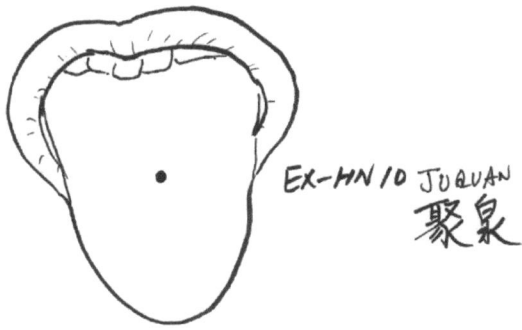

EX-HN11 Haiquan 海泉

- I midten af tungens tungebåndet mellem EX-HN12 Jinjin og EX-HN13 Yuye.

EX-HN12 Jinjin 金津

- I munden, på venen af venstre side af tungens tungebåndet.

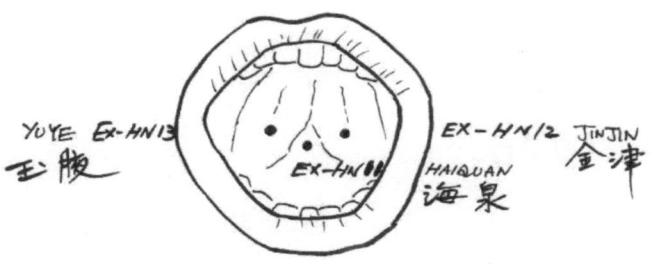

EX-HN13 Yuye 玉腋

- I munden, på venen af højre side af tungens tungebåndet.

EX-HN14 Yiming 翳明

- 1 cun bagved SJ-17 (Yifeng 翳风).

EX-HN15 Jingbailao 颈百劳

- 2 cun over DU-14 (Dazhui 大椎), 1 cun lateralt til midtlinjen.

EX-HN16 Anmian 安眠

- Bag øret mellem GB-20 (Fengchi 风池) og SJ-17 (Yifeng 翳风).

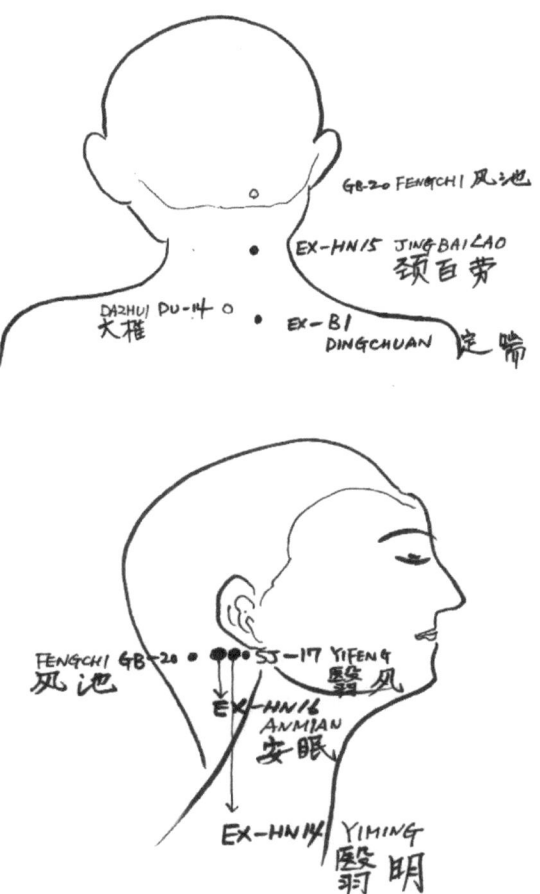

(2) Brystkasse og Underliv Punkter
胸腹部穴

EX-CA1 Zigong 子宫

- På den nedre del af maven, 3 cun i lateralt til REN-3 (Zhongji 中极).

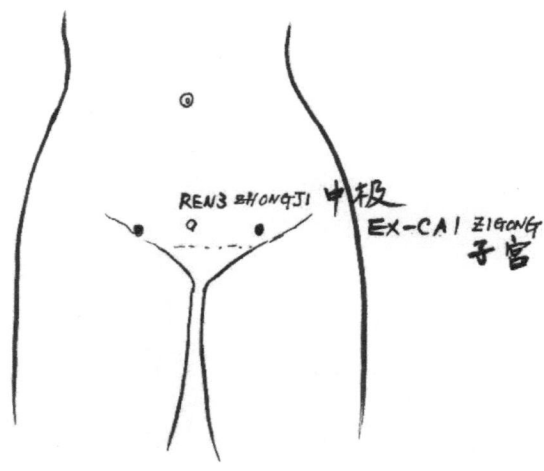

(3) Ryg Punkter 背部穴
EX-B1 Dingchuan 定喘

- På ryggen, 0,5 cun i lateralt til DU-14 (Dazhui 大椎).

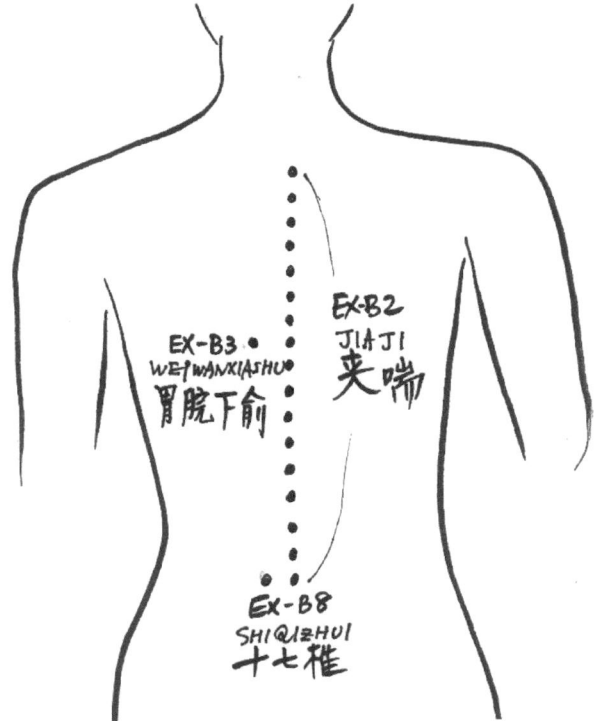

EX-B2 Jiaji 夹脊

- På hver side af ryggen, 0,5 cun, lateral til den nedre kant af hver torntap fra den første thoracicae vertebrae til den femte lændehvirvel, i alt 17 punkter på hver side.

EX-B3 Weiwanxiashu 胃脘下俞

- På ryggen, under torntappen i den ottende thoracicae vertebrae, 1,5 cun lateralt til den bageste midtlinje.

EX-B4 Pigen 痞根

- På den nedre del af ryggen, under torntappen i den første lændehvirvel, 3,5 cun lateralt til den bageste midtlinje.

EX-B5 Xiajishu 下极俞

- På midtlinjen af den nedre del af ryggen under torntappen i den tredje lændehvirvel.

EX-B6 Yaoyi 腰宜

- På den nedre del af ryggen, under torntappen i den fjerde lændehvirvel, 3 cun i lateralt til den bageste midtlinje.

EX-B7 Yaoyan 腰眼

- På den nedre del af ryggen, under torntappen i den fjerde lændehvirvel, 3,5 cun lateralt til den bageste midtlinje.

EX-B8 Shiqizhui 十七椎

- På den nederdel af ryggen, er den bagerste midtlinje under torntappen i den femte lændehvirvel.

EX-B9 Yaoqi 腰奇

- På den nedre del af ryggen, 2 cun direkte over spidsen af halebenet, i fordybningen mellem de sacrum cornua.

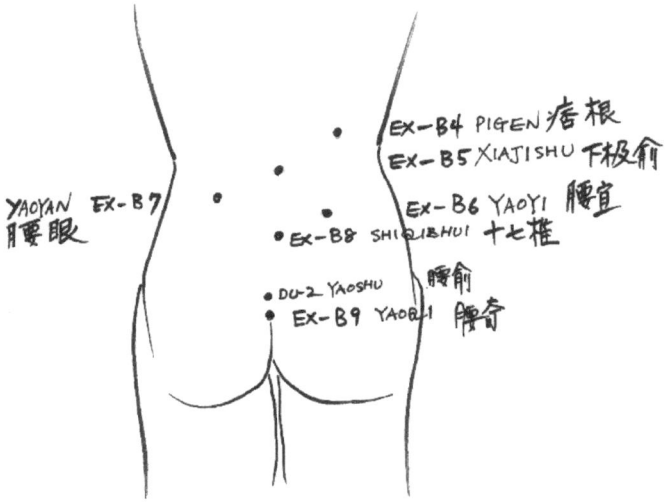

(4) Øvre Ekstremitet Punkter
上肢穴

EX-UE1 Zhoujian 肘尖

- På bageste side af albuen, ved spidsen af ulnar olecranon, når albuen er bøjet.

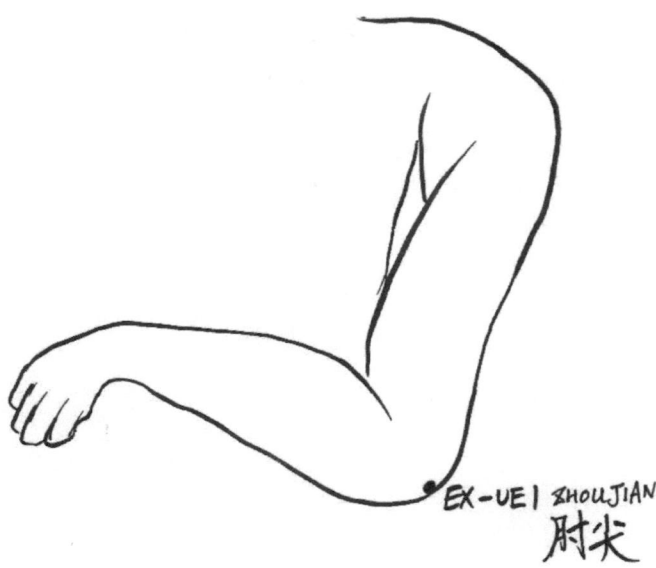

EX-UE2 Erbai 二白

- På håndflade siden af underarmen, et par punkter, 4 cun over den tværgående fold på håndleddet, på begge sider af senen til m. flexor carpi radialis, to punkter på hånden.

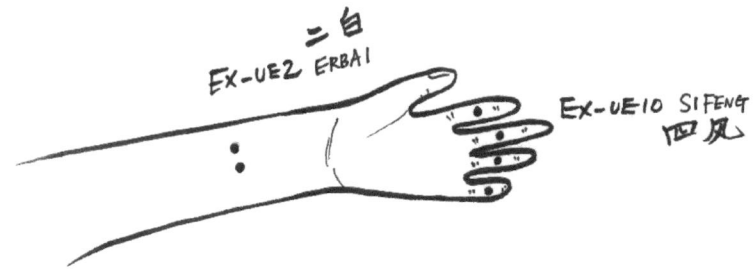

EX-UE3 Zhongquan 中泉

- På håndleddet i håndryggen, i fordybningen på den radiale side af senen til m. extensor digitorum communis.

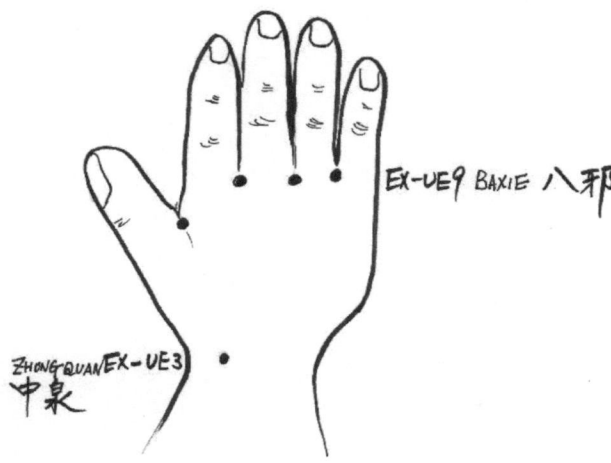

EX-UE4 Zhongkui 中魁

- På håndryg siden af langfingeren, i midten af det proximale interphalangeal led.

EX-UE5 Dagukong 大骨空

- På håndryg siden af tommelfingeren, i midten af det interphalangeal led.

EX-UE6 Xiaogukong 小骨空

- På håndryg siden af lillefingeren, midten af det proximale interphalangeal led.

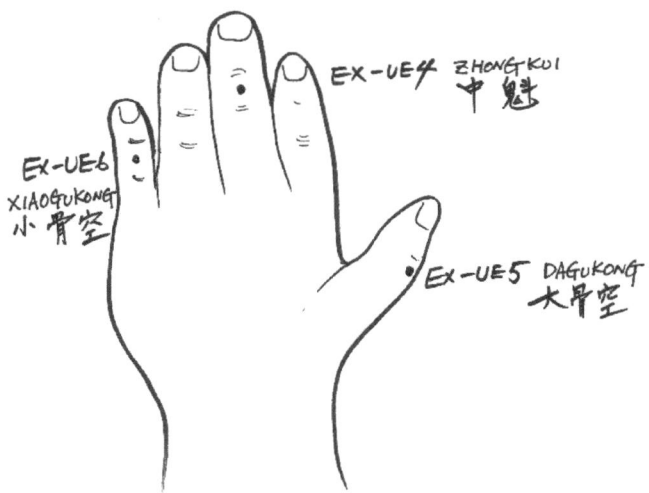

EX-UE7 Yaotongdian 腰痛点

- På håndryggen, midtvejs mellem den tværgående fold på håndleddet og det metacarpophalangeal led, mellem den anden og den tredje metacarpale knogler, mellem den fjerde og femte metacarpal knogle, to punkter på hver hånd.

EX-UE8 Wailaogong 外劳宫

- På håndryggen, mellem anden og tredje metacarpal knogler.

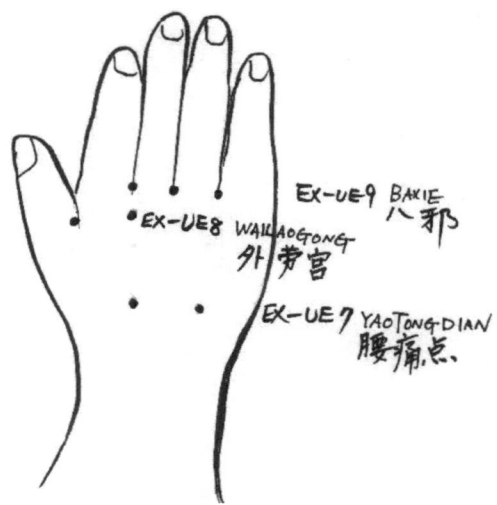

EX-UE9 Baxie 八邪

- Når hånden er knytter, er punkterne placeret i enderne af den lodrette hudfoldning af vævene mellem hver to fingre.

EX-UE10 Sifeng 四缝

- På håndflade siden af hånden, i midtpunktet for den tværgående fold af det proximal interphalangeal led af pege, midt, ring og lille finger.

EX-UE11 Shixuan 十宣

- På spidserne af de ti fingre, 0,1 cun distalt til neglene.

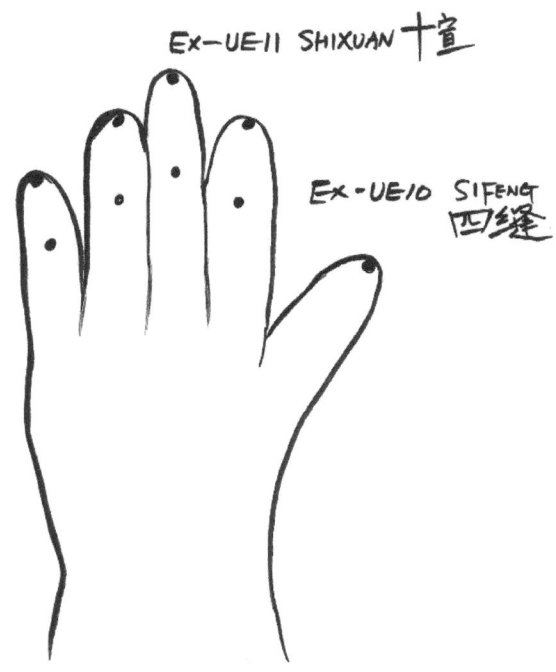

(5) Lavere Ekstremiteter Punkter 下肢穴

EX-LE1 Kuangu 髋骨

- På den nedre del af det forreste lår, 1,5 cun lateralt til ST-34 (Liang 梁丘), to punkter på hvert lår.

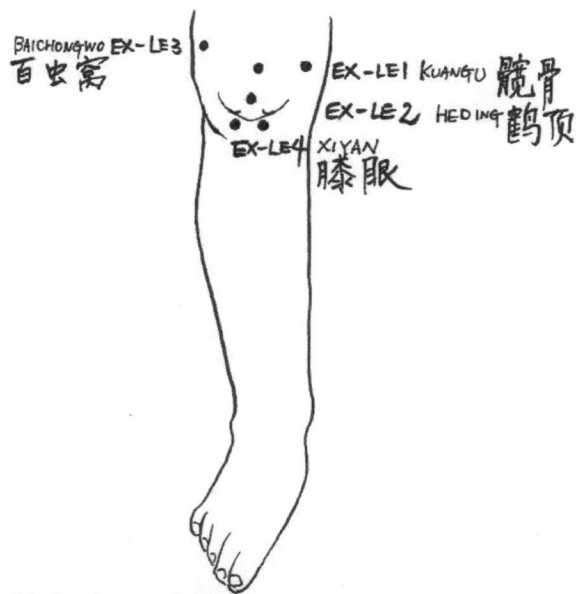

EX-LE2 Heding 鹤顶

- Over knæet, i fordybningen af midtpunktet af øvre kant af patella.

EX-LE3 Baichongwo 百虫窝

- 3 cun over kanten af patella, 1 cun over SP-10 (Xuehai 血海).

EX-LE4 Xiyan 膝眼

- Når knæet er bøjet, i fordybningen på mediale og laterale side af det patellar ledbånd, den mediale side kaldes Neixiyan 内膝眼, på lateralsiden kaldes Waixiyan 外膝眼.

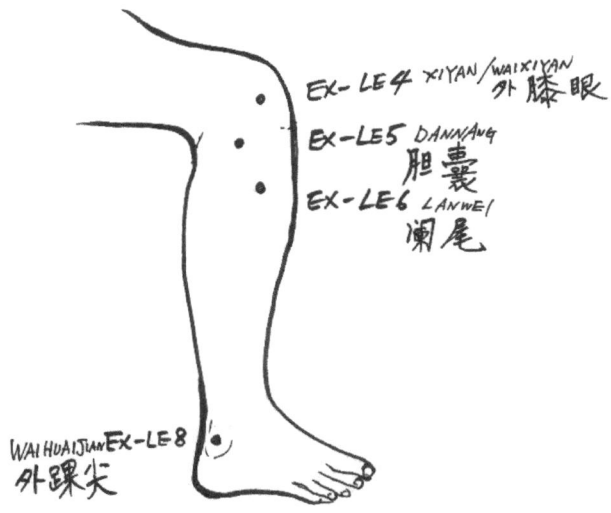

EX-LE5 Dannang 胆囊

- I den øverste del af benets side, 2 cun under GB-34 (Yanglingquan 阳陵泉).

EX-LE6 Lanwei 阑尾

- I den øverste del af det forreste af benet, 2 cun under ST-36 (Zusanli 足三里).

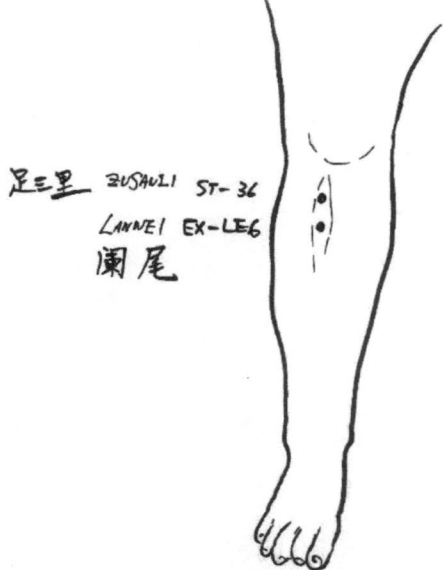

EX-LE7 Neihuaijian 内踝尖

- På den mediale side af foden, ved prominens af den mediale malleolus.

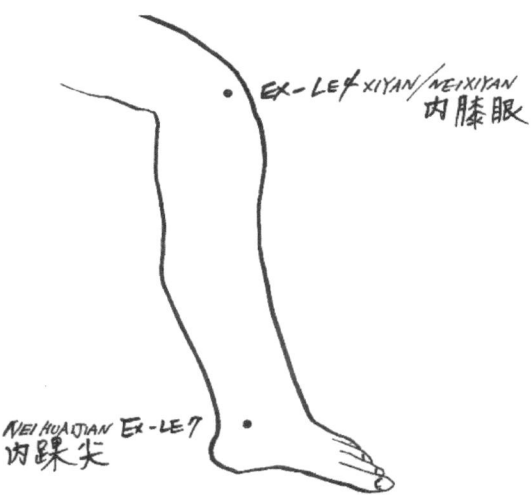

EX-LE8 Waihuaijian 外踝尖

- På fodens laterale side, ved prominens af lateral malleolus.

EX-LE9 Bafeng 八风

- På fodryggen, ved fold af vævene mellem hver to tæer, fire punkter på hver fod, otte punkter i alt.

EX-LE10 Duyin 独阴

- På den plantar side af anden tå, midt på det tværgående fold

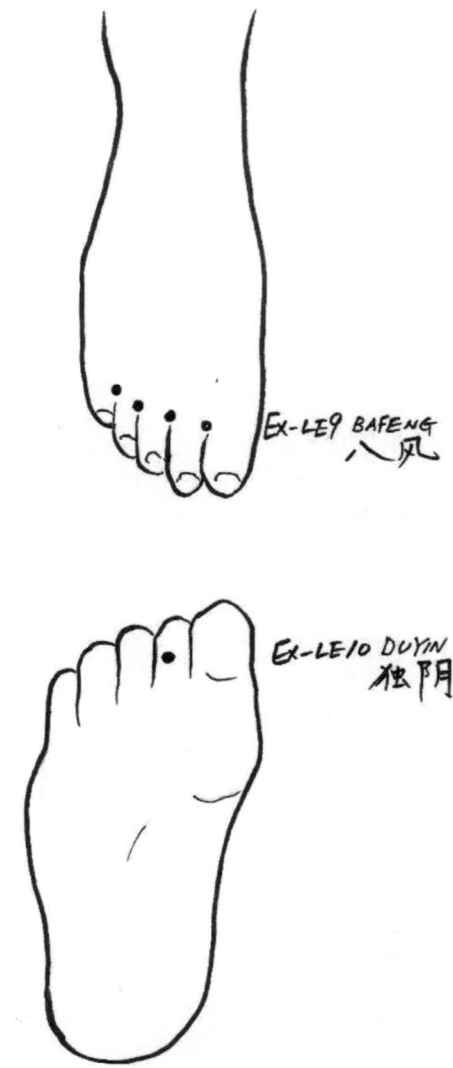

EX-LE9 BAFENG 八风

EX-LE10 DUYIN 独阴

EX-LE11 Qiduan 气端

- På spidsen af de ti tæer, 0,1 cun distalt til neglene, ti punkter i alt.

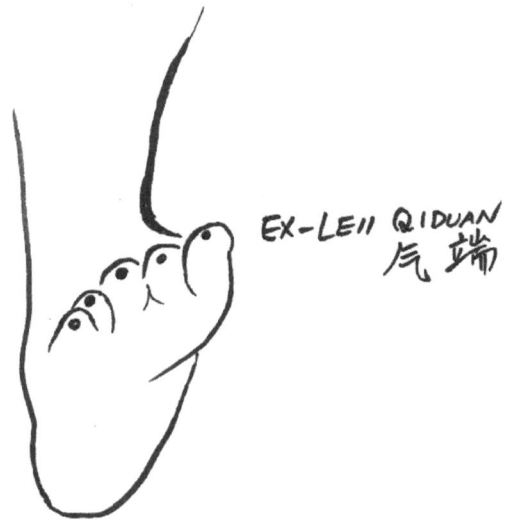

EX-LE11 QIDUAN 气端